データでみる
百歳の科学

鈴木　信著

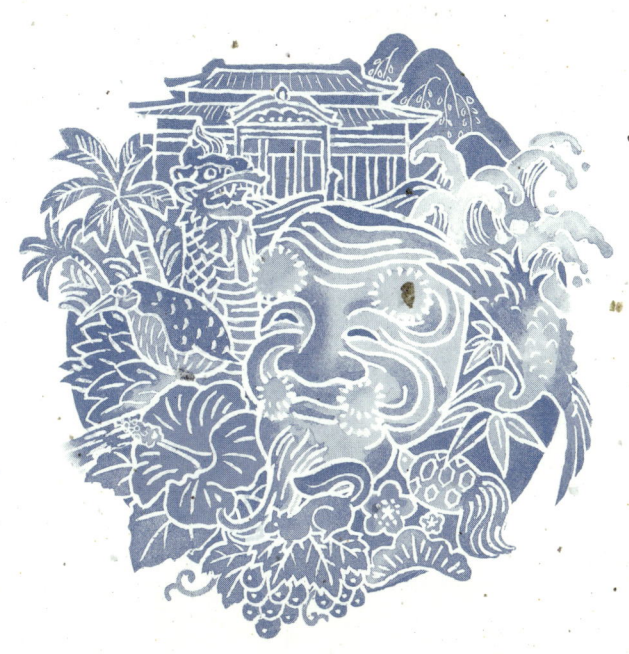

大修館書店

まえがき（ククル ル デーイチ）

　沖縄が信頼できる世界一長寿地域となって久しい。「沖縄に学べ」の気運が日本全国に満ち満ちていたのはつい先ごろのことであった。それがピークに達した1994年にWHOの総長を沖縄にお迎えして，沖縄県知事を先頭に沖縄の世界一長寿地域宣言を行った。私はその際に，日本が世界の長寿研究の先端にある学者を招くために世界中を奔走した。

　沖縄には人を夢中にさせる何かがある。夢中にさせるものが人々に生き甲斐を与えてくれる。それらが健康長寿の根元と考えられる。それは，沖縄の自然であり，文化であり，人である。沖縄の土地はそこに住む人々に生を与えてくれる。生かせてくれているのである。それが，沖縄の恵みなのである。沖縄が私を選んでくれたのである。私はこの生きる恵みを与えてくれた沖縄に感謝して生きてきたし，今後も生きていきたいと思う。

　百寿者を訪問した際に，私は百寿の秘訣について彼らに問いかける。その際に，誰しもが共通して答えたのは，「感謝して生きること」である。沖縄には「ウガン」という言葉がある。ウガンはウガミと誤解している人がいるが，ウガンは祈願，つまり感謝と願いなのであるからククルルデーイチ（心こそ第一）なのである。

　私は1976年から今日まで，沖縄百寿者の医学的ならびに社会学的研究に没頭した。それらをいったん読みやすくまとめて1985年に新潮社から『百歳の科学』として発行した。この本は百寿研究のバイブル的存在として医療関係者だけではなく，広く一般層にも読まれた本であった。しかし，健康百寿に関しての研究と知識のその後の進展が待たれ，一方，沖縄における百寿の状況の変遷について知りたいという各層の人々から要望が多く寄せられた。そこで，その後の研究成果をまとめたところ，保健関係の書物の発行で最先端を行く大修館書店の肝いりで，『データでみる百歳の科学』としてここ

に出版できることとなった。これは，長年長寿研究に携わってきた私としてもこの上もない喜びとするところである。

　しかしながら，日本人一般の医療・保健に関する知識の向上はめざましく，専門家でなくてもある程度の専門書を読みこなせるほどになっていることを考えて，『データでみる百歳の科学』は『百歳の科学』よりも少しく専門用語を含めてそれらを解析することとした。本書を熟読してくださる読者の1人ひとりのsuccessful長寿に役立てれば，望外の幸せとするところである。

　いよいよ21世紀を迎える。20世紀は医療・保健に関わる医療人や行政関係者のみでなく，一般の住民の一人ひとりが長生きをめざし努力した世紀であった。しかし今後は，単なる「長生き」であるばかりでなく，価値ある「長寿」でなければならない。意義ある人生を送るための「成功長寿」の研究はこれからである。まさに21世紀を迎えんとする今日，成功長寿の第一歩として本書を刊行できたことを幸せに思う。

　最後に，本書の刊行に全力を投入してくださった大修館書店編集部の和田義智・山川雅弘・吉田敦子氏，さらに本研究に惜しみない協力を賜った百寿者の方々や家族の皆様，百寿研究班のメンバーの皆様，調査研究の仲介をしてくださった沖縄県庁を初め市町村の行政担当の方々の汗と涙の結晶が本書として実を結ぶことができましたことに対し，深謝申し上げる次第である。

　　1999年11月24日　　　　　　　　　　　　　　　　　　著者著す

データでみる百寿の科学・目次

第1章　沖縄県百寿者の統計 ——————————— 1
- 第1節　センテナリアンと百寿者……*1*
- 第2節　百歳まで生きる確率……*2*
- 第3節　55.5倍になった百寿者……*3*
- 第4節　百寿者も自宅から老人施設へ……*5*
- 第5節　女性天国……*6*
- 第6節　百歳を超えても長生きする女性……*8*
- 第7節　あやしげな長寿地域……*10*
- 第8節　沖縄の戸籍は信用できるか？……*11*
- 第9節　1人長命村……*13*

第2章　百寿者の生い立ちと日常生活 ——————————— 17
- 第1節　free living……*17*
- 第2節　5連続世帯……*18*
- 第3節　収容所生活……*21*
- 第4節　百寿者海外移住……*21*
- 第5節　女性の二宮尊徳……*23*
- 第6節　豆腐売り……*24*
- 第7節　再婚の多い百寿者……*25*
- 第8節　百歳現役……*26*
- 第9節　タバコをくゆらせる百歳オバー……*27*
- 第10節　泡盛をちびる……*28*
- 第11節　沖縄生まれの沖縄育ち……*30*
- 第12節　汗をかく……*31*

第3章　百寿者の生体情報 ——————————— 33
- 第1節　百寿者に近づくために……*33*
- 第2節　百寿者のかかった病気……*35*
- 第3節　百寿者の体格……*36*

第4節　百寿者の貧血……37
　第5節　呼吸音の異常……40
　第6節　百寿者のむくみ……41
　第7節　肝臓機能……43
　第8節　麻痺があっても長生き……44
　第9節　「手を切り取って」……46
　第10節　不元気百歳老人と元気百寿者……47

第4章　百寿者の社会生活 ── 49
　第1節　生きがい……49
　第2節　百寿者の楽しみ……51
　第3節　百寿者の語る長寿の秘訣……53
　第4節　社会活動と傑出百寿……55

第5章　百寿者のADLの年次的推移 ── 57
　第1節　ADLとは……57
　第2節　着せ替えでくの坊……58
　第3節　外国旅行する百寿者……61
　第4節　わめいているオバー……62
　第5節　百寿者の視力と聴力……63
　第6節　増える施設百寿者……64
　第7節　着々と悪化するADL……65
　第8節　在宅百寿者は合格点，施設百寿者は落第点……66
　第9節　安定した在宅百寿者……67
　第10節　ベッド上生活から完全寝たきりへ……69
　第11節　寝たきり百寿者をつくる施設……72
　第12節　知的ADL……73
　第13節　視力と聴力……74
　第14節　ピンからキリまである百寿者……74

第6章　傑出長寿と活動性生存 ── 77
　第1節　長寿村を決めるには……77
　第2節　傑出長寿にあやかる……78

第3節　障害と病気の違い……79
　　第4節　活動性余命を高く……80
　　第5節　寝たきり老人と痴呆性老人の判定……81
　　第6節　活動性生存率……83
　　第7節　沖縄の活動性生存率の算出……86
　　第8節　不元気生存を除く……87
　　第9節　活動性百寿のトップ，中部医療圏……89
　　第10節　活動性生存率の低いヤンバル……91
　　第11節　生きる意欲は艱難から……92

第7章　老化と長寿の遺伝 ————————————————— 93
　　第1節　老化現象と長寿現象……93
　　第2節　自然老化と病的老化……94
　　第3節　長寿症候群と早老症候群……96
　　第4節　生存していれば100歳の人を調べる……97
　　第5節　百寿者の両親や同胞の死亡年齢……98
　　第6節　百寿者の両親や兄弟，姉妹は何病で死亡したか……99
　　第7節　長子や末子の寿命……101
　　第8節　百寿の親子・姉妹・夫婦……102
　　第9節　百寿者の子供の数……104
　　第10節　百寿家系の平均寿命は68.88歳……105
　　第11節　女性中心の百寿家系……105
　　第12節　若死は男性でも少ない……108
　　第13節　長寿は遺伝する……111
　　第14節　長寿家系は存在する……112

第8章　免疫と遺伝 ————————————————— 115
　　第1節　犯人のみつけ方……115
　　第2節　疾病感受性の遺伝……118
　　第3節　病気にかかりやすくする遺伝子と抑える遺伝子……119
　　第4節　遺伝的エリートは性的に活発……121
　　第5節　百寿者を決めるDR遺伝子アリール（対立形質）……123
　　第6節　百寿者は免疫的エリート……125

第7節　寿命時計……*128*
第8節　百寿者は若い頃から動脈硬化になりにくかった……*129*
第9節　LP(a)の亜型が動脈硬化や痴呆を遺伝する……*132*

第9章　食生活と栄養 ——————————————————— 133
第1節　健康百寿と長寿……*133*
第2節　腹八分から腹六分へ……*134*
第3節　百寿者のエネルギー摂取量は低くない……*136*
第4節　エネルギー摂取を低下させないこと……*138*
第5節　タンパクを減らすダイエットは危険……*140*
第6節　脂肪摂取の多い百寿者……*141*
第7節　カルシウム摂取が多い……*141*
第8節　黒糖汁をちびりちびり……*143*
第9節　ビタミンB_1，Cの大量摂取……*144*
第10節　百寿者のビタミンE血中濃度は低い……*145*
第11節　善玉コレステロールも悪玉コレステロールも低い……*147*
第12節　血漿アルブミン……*148*
第13節　調理法に長寿の秘訣……*149*
第14節　必須アミノ酸は低く，非必須アミノ酸は高い……*150*
第15節　プロリンとシスチンが高い……*151*
第16節　腎臓機能を反映する3メチールヒスチジン……*154*
第17節　コラーゲンの老化とハイドロキシプロリン……*154*
第18節　動脈硬化や痴呆の危険因子，ホモシステイン……*155*
第19節　沖縄料理は長寿食……*157*

第10章　動脈硬化と脂質 ——————————————————— 161
第1節　沖縄パラドックスの解明……*161*
第2節　悪玉コレステロールが低いだけではなく，
　　　　善玉コレステロールまでも低い……*162*
第3節　百寿者の中性脂肪低下は栄養低下か……*165*
第4節　コレステロールの低い人が生き残る……*166*
第5節　動脈硬化が軽い百寿者……*168*
第6節　20年若い百寿者の血管……*169*

第7節　動脈硬化は血管によって一様ではない……*172*
　第8節　動脈硬化を抑える生活習慣……*175*
　第9節　血圧を下げると動脈硬化が進む……*176*
　第10節　沖縄県人の動脈硬化度は他県より低い……*177*
　第11節　過酸化LDLリポタンパク……*178*

第11章　百歳の心臓と血圧 ― 179
　第1節　脈拍数と心拍数は違う……*179*
　第2節　お猿の聴診器……*181*
　第3節　石灰が貯まった心臓……*183*
　第4節　心臓に老化タンパクが貯まった……*185*
　第5節　高血圧は病気ではない……*186*

第12章　ホルモン環境 ― 189
　第1節　百寿者のホルモンを測る……*189*
　第2節　性腺刺激ホルモンが高い……*190*
　第3節　高齢者の女性ホルモンは女性より
　　　　　男性のほうが高い……*191*
　第4節　真の年齢を表しているホルモン……*193*
　第5節　甲状腺ホルモン……*194*
　第6節　体内時計の短針……*198*
　第7節　フィードバックもできなくなると……*199*
　第8節　性腺刺激ホルモンが高い元気百寿者……*200*
　第9節　プラトニック・ラブの百寿者……*201*
　第10節　過酸化とアンドロジェン……*202*
　第11節　性的老化と身体的老化は並行しない……*203*
　第12節　視床下部や脳下垂体を抑える
　　　　　ドーパミンと性ホルモン……*204*

第13章　wellness ― 207
　第1節　不老長寿の鍵……*207*
　第2節　高いwellnessを求めて……*208*
　第3節　ククルルデーイチ（心こそ第一）……*218*

参考文献……*223*
さくいん……*228*

第1章
沖縄県百寿者の統計

第1節　センテナリアンと百寿者

　百歳老人のことを英語では centenarian「センテナリアン」という。百年間，つまり century「一世紀」を生き抜いた人達である。百年間という形容詞は centenary「センテナリー」である。英語ではアメリカ人を American「アメリカン」，カナダ人を Canadian「カナディアン」というように，語尾に「アン」をつけると人を表す。したがって，百歳老人はセンテナリアンである。これに匹敵する公認された日本語はない。私は『百歳の科学』を出版した時に，百歳老人に対して「百寿者」の用語を提唱した。

　99歳のことを白寿といい，広辞苑にも登録されている。百から一をとって白寿であるという理屈からすると，白寿のもとは百寿ということになる。しかし，「百寿」という語はまだ辞書には載っていない。百寿者もセンテナリアンも，ちょうど百歳の人だけを指すのではなく，百歳以上の人，つまり百歳層の人々すべてを指している。百寿は，百歳まで生きた現象を表す言葉である。辞書によると「寿」は「ことぶき」とも発音され，単なるお祝いだけではなく，「祝って喜ぶ」という意味で，末永く大きな祝いを表す用語である。したがって，「百寿」には百歳まで生きたことを言祝ぐ意味が含まれている。センテナリアンには，このような祝いのニュアンスはな

い。

　90歳代老人のことをnonagenarian「ノナジェナリアン」という。nona「ノナ」はギリシャ語，ラテン語で9のことをいう。ge「ジェ」は世代を指す言葉であるから，センテナリアンと同じ理屈でノナジェナリアンの語が理解できる。日本語には，90歳に相当する「卒寿」という言葉がある。「卒寿」の語源は「卒」の略字の「卆」が九十と読めることからはじまったといわれている。卒寿も「寿」が使われていて，卒寿現象を表すとともに祝いの意味も含まれている。そうなると，90歳代老人は卒寿者ということになる。

　8はoctaであるから，80歳老人に関してoctagenarian「オクタジェナリアン」という言葉がある。80歳に相当する日本語として，傘寿という言葉があるが，傘は八十の文字に似ていることから使用されるようになったということなので，卒寿と同様に理解してもよかろう。その理屈からすると，80歳代老人は傘寿者ということになる。

　70歳代老人に対しては7，sept「セプト」を用いてseptuagenarian「セプチュアジェナリアン」になるが，centenarianと同様，それに相当する日本語は見当たらない。60歳代には6，hexa「ヘクサ」を用いれば，hexagenarian「ヘクサジェナリアン」となるであろう。しかし，60歳層の人々を表すには適していようが，60歳代は初老期ではあるものの老人のイメージは湧かないので，「60歳代老人」という言葉は現代の60歳層にはそぐわない。

第2節　百歳まで生きる確率

「人間五十年，夢幻のごとくなり」。桶狭間の戦いに出陣する織田信長はこう謳った。しかし，戦乱で倒れなければ，公家や大名は人生50年を生きたのである。当時の庶民の寿命は30歳代であったと言われる。その原因は，伝染病や感染症の流行・蔓延にあった。日本の平均寿命が男女ともに50年の壁を超えたのは，戦後の昭和22年の

ことである。その後，約40年の間に，人間の寿命は30年も延びて，人生80年時代を迎えることになった。1996年の厚生省の発表では，日本人の平均寿命は男性77.01歳，女性83.59歳で，男女ともに世界一の高レベルとなり，女性では初めて80歳代の大台を超えた。沖縄の女性の平均寿命は日本一高く，すでに昭和55年に80歳を超えている。

人間が百歳まで生きることは，現在でも稀である。松崎は，65歳老人10万のうち，80歳に達するのは10分の1で（すなわち1万人），90歳に達するのはそのうち10分の1（すなわち1,000人），百歳になるのは，さらにそのうちの250分の1（すなわち4人）にすぎないと述べている。

沖縄では，85歳のトゥシビー，88歳のトーカチ，97歳のカジマヤーと，長寿をお祝いする敬老の風習が今でも続けられている。「うちのおばあちゃんはカジマヤーまで元気だった。もう一息で百歳だったのに」という話をよく耳にする。カジマヤーから百歳までわずか3年なのに，10分の1しか百歳にならない。槍の穂の絶頂に近くなるほど，急勾配になって到達が厳しくなるのである。文明国でも常識的に言って，百歳になるのは人口10万人中2人にすぎない。百歳に達するのは至難の業なのである。

第3節　55.5倍になった百寿者

1976〜1997（昭和51〜平成9）年に至る沖縄県の全百寿者数を示した（図1-1）。我々が百寿者調査を開始した1976年には，全県で生存百寿者は32人であったが，年々増加し，特に最近増加が急速になり，1997年には336人に達した。つまり，21年間に10.5倍になったことになる。これは，沖縄県の環境保健部ないし生活福祉部長寿対策室から発表されたデータに基づくものである。これは県当局が，各市町村の市民福祉課等の担当部課に依頼し，5月31日現在の戸籍から集計したものである。しかし，県庁の集計は翌年3月31日末ま

でに満百歳を迎える人々を含んでいる。我々は，その中から誕生日が9月30日以後の者を除外し，毎年百寿者調査の集計が終了する9月30日をもって集計した。これには9月30日までに死亡した人は除かれる。これは正確な生存百寿者数を示しているので，年々の推移を正確に捉えることができる。

同様な報告は全国各県でも行われ，それらを集計したものが厚生省から毎年発表されている。しかし，それらはいずれも翌年3月31日までに満100歳を迎える人々を含んでいるので，百寿者実数よりかなり多くなっている。しかし，県別の比較や順位を知る目的からは厚生省の発表で十分である。厚生省の全国集計を用いると，1963年に153人であった百寿者が，1997年には8,491人に増加しており，34年間に55.5倍となっている。

百寿者数は年々順調な延びとなっているが，1989年から増加の勾配が急になっている。1994年には突出した増加がみられるが，翌年からは1993年以前のペースに戻っている（図1-1）。

1994年の飛び抜けた増加に関して，沖縄の歴史を調べてみた。

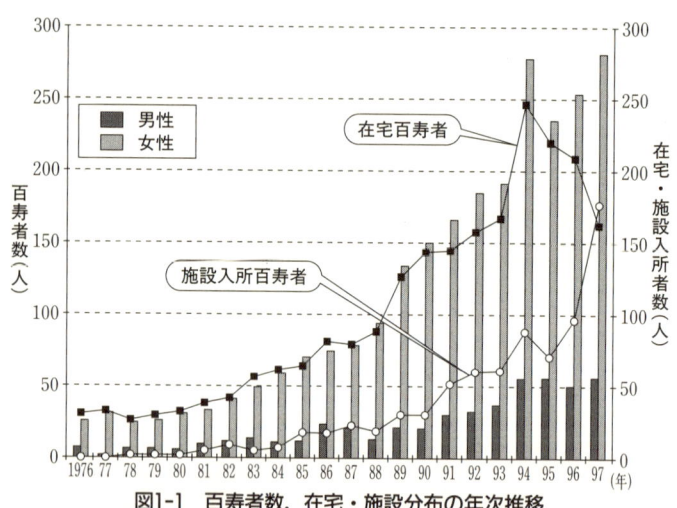

図1-1　百寿者数，在宅・施設分布の年次推移

1994年に百歳に到達した人々は，1895（明治28）年生まれで，この年は旧暦では乙未の年にあたる。乙未の年に関する特別ないわれもないし，暦上の特定の事項は見当たらなかった。1894年に日清戦争が始まり，当時沖縄では親日派・親清派の争いが再発していた。一般庶民の大半は農民で，多くの労働力を必要としていた。しかし，第二次世界大戦の頃のような「産めよ増やせよ」という運動は特になされていなかった。一般庶民の生活は貧しいにも関わらず大家族で，特に子供が多く，子供達を出稼ぎ徒弟に出さねばならなかった。意気ある若者は，北米・南米等に新天地を求めて移住した。また，ごく少数の内地人らが沖縄の主な行政を牛耳っていた。以上から，同年に限って人口を左右する大きな出来事が見当たらなかったので，その年誕生の百寿者が特に多くなった理由はわからない。

第4節　百寿者も自宅から老人施設へ

　沖縄県百寿者の百歳時点における住民登録票における住所をもとに，在宅・施設別分布を示した（図1-1）。第1節で述べたように，施設・在宅百寿者ともに1994年にいったん急増したが，1995年からもとのペースに戻っている。しかし，この年を契機に，以後在宅百寿者が減るとともに施設百寿者が急増している。これを一覧すると，百寿者の住所が年々自宅から施設へと推移し，この傾向が1995年に急に加速したことがわかる。

　自宅在住者（在宅者）を英語では free living といい，本人の意志のまま，自由に生活しているという意味である。彼らは主として元気老人である。それに比して，老人ホームや病院へ入所または入院している人達を施設百寿者という。英語では，施設百寿者のことを institutionalized centenarians という。施設百寿者には不元気老人が多い。不元気老人は寝たきりや痴呆で代表されるような虚弱老人であり，英語では frail と言われている。

　沖縄では，1976年に施設百寿者はわずかに2人（6.3%）であっ

たが，1985（昭和60）年と1991（平成3）年に階段的に増加した。特に，1996年以後の増加が急速で，1997年には175人（52.1%）と，ついに在宅百寿者を上回って，在宅・施設比が逆転した。

　どうして百寿者が，急に老人施設に入るようになったのであろうか？　それは施設不足から，自宅で待機していた介護を要する百寿者が老人ホーム，老健施設等の増設・新設に伴って入所できたためと考えられる。したがって，百寿者のみならず，一般老人も施設入所の増加が併行して多くなっているように思われる。近年，高齢者の寿命が一層伸びて超高齢者が多くなったこともあるが，女性の雇用・就労の増加，婚姻率の低下によって，家庭内の老人介護力の低下が起こり，施設収容への希望が一層高まっているのは誰しも認める事実である。今後，この傾向はますます助長されることであろう。

第5節　女性天国

　今日，人でにぎわう商店街やデパートはもとより，レストラン，喫茶店，映画館等，どこへ行っても女性でにぎわっている。デパートでは主要売場である1～4階まで女性のフロアであり，男性は隅に追いやられて小さくなっているような印象を受ける。まさに女性天国である。女性の中でも，高齢者が目立つようになってきた。人口統計をみても，高齢になるほど女性が多くなっていることは世界中，どの国でも同じである。百寿者といえば，すぐに「キンさん」「ギンさん」が思い出される。女性だけが特に長生きになったのであろうか？

　年齢別に百寿者の年次推移をみたところ（図1-1），百寿者の男女比は1970年代，1990年代でも5対1で，年次的には変化がないことがわかる。これをみると百寿者全体は増えたが，男女の比率は全く同じで，特に女性だけが増えたわけではない。

　ところで，若い男性にとっては，女性が少ないために結婚難であるといわれている。結婚適齢期の女性はどうなったのであろうか？

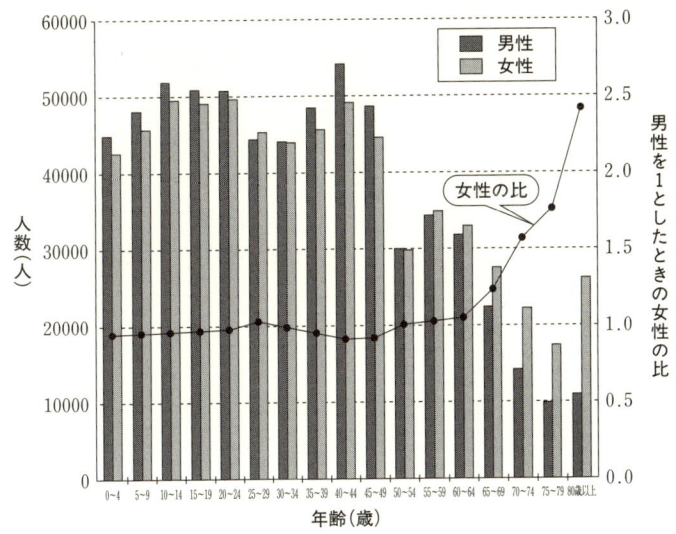

図1-2 沖縄県の性別年齢階層別人口と男女比

そこで，1996年を例として沖縄の男女別各年齢層の人口と男女比を示した（図1-2）。9歳までは男女比が1：0.95，10〜19歳が1：0.96で男性のほうが明らかに多い。それ以後，54歳までは男女比が徐々に接近するものの男性のほうが多く，50〜54歳でようやく1：0.99に到達している。

かつて結婚適齢期の男女比は1：1で，それは神のなせる技によるものであった。胎児の男女の決定は，精子がX染色体，Y染色体のどちらを持っているかによって決まる。X染色体は軽いので，X染色体を持つ精子のほうが運動は活発である。したがって，卵子への合体，つまり受精率が高い。そのために，出生時の男女比は1.05：1といわれている。しかし，男児のほうが弱いため，幼児期や幼年期の死亡率が高く，結婚適齢期になるとちょうど1：1になっていた。ところが，医学や生活文化の発達は弱い幼児を救うことに成功したために，今日，結婚適齢期に達しても男女比が105：100となってしまったのである。したがって，結婚難は現代文明がもた

らした技であるといえる。

図1-2をみると、20～29歳層でのみ1：1.02と男女比が逆転している。この年齢層は大学生の年代であり、大学進学または本土企業に就職して、20歳代の男女、特に男性が東京・大阪等、本土の都会に下宿ないし就職のために住民票を移している可能性が高い。

20～24歳の男女比1：0.98は大きな開きとなる。1,000人の男性のうち、20人はカップルにあぶれる計算となる。しかも女性が都会に集中してきた今日、農村や離島僻地はますます男性が結婚難に陥る。ところで、55歳からは男女比が逆転し、高齢になるほど女性が多くなっている。80歳代では1：2.4である。したがって、巷に中高年女性が溢れていることがわかる。しかも暦年齢を超え、身も心も若い女性が多くなってきている。一方、男性のほうが女性よりも老けるのが概して早いので、高齢になるほど、妻に頼って生活する可能性が高い。しかも、女性は男性より5年ほど長生きである。高齢になって、妻に1人暮らしの寂しい思いをさせないためにも、年上女性をカップルとするほうが合理的である。年をとればとるほど、男女の年齢は接近する、というよりもむしろ逆転する。人の年齢は暦年齢ではなく、生理的年齢を考えるべきである。

第6節　百歳を超えても長生きする女性

百歳の男女比は平均1：5、105歳で1：7、110歳では1：8に達する（図1-3）。65～74歳の前期高齢者や75歳以上の後期高齢者、85歳以上の超高齢者と女性の比率が上昇するが、100歳以後も年齢が高くなるほど男女比が大きくなる傾向がみられる。

百歳以後の百寿者の生存状況を追跡調査をするために、年代を無視して、百歳時点で頭を揃えてスタート点に立たせ、満百歳を起点に縦断的に生存年齢について調査を行った。満百歳から1年間の死亡率は41.9％、つまり1年後の生存率は58.1％であった（図1-4）。

満100～101歳の間に約40％が死亡する。不元気百寿者は、風邪を

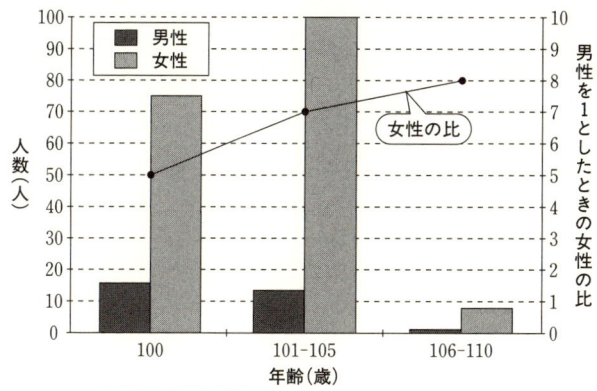

図1-3　百寿者の男女比(1992年5月26日現在)

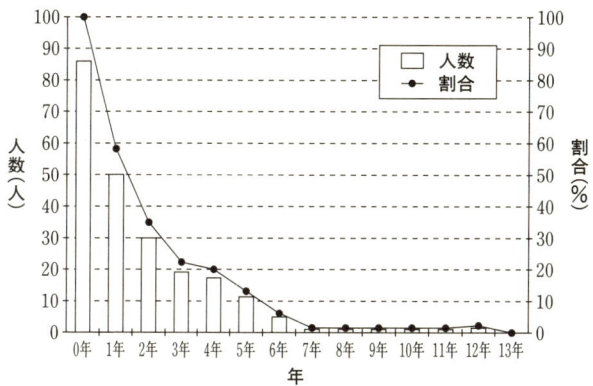

図1-4　満百歳を起点としての百寿者の経年的生存状況(1976〜85年)

こじらせ肺炎や気管支炎などの感染症や，軽傷の下痢，便秘や食欲不振等によっても，簡単に不調に陥って致命的になる。このことを，医学的には内部環境の恒常性が失われたと表現する。しかし，不元気百寿者のみならず，元気百寿者でも往々にして急逝する。たとえば，百歳に到達した安堵感と満足感が一挙に現れて過ぎ去り，今までの生きる気をかきたてていたインセンティブを失い，呆然として生きる気力が消失することもあろう。百歳まで生きようという張り

つめた気が崩れる。それは，敬老の日の総理大臣賞受賞の名誉に浴するクライマックスを過ぎて下り坂を急速に駆け下りるようである。

同様な方法で生存率をみると，2年後34.9%，3年後22.1%であった。我々の百寿者調査における最高齢者は112歳で，男女ともに各1例であった。

第7節　あやしげな長寿地域

1983年の日本医学会総会では，世界三大長寿地域としてのコーカサス，ビルカバンバとともに沖縄があげられた。ビルカバンバは赤道直下にあるが，山岳地帯のため気候がよい。コーカサスは北緯40度ながら，カスピ海と黒海にはさまれた，気候温暖で肥沃な土地をもった穀倉地帯であり，リゾート地帯でもある。沖縄も亜熱帯気候であり，温暖であるなど前二者と多くの点で似通っている。

これまでにも多数の長寿村の存在が話題となってはいるが，我々の沖縄長寿者の研究のごとく，正確な戸籍謄本に基づき精密な面接調査を行った疫学的研究はきわめて少ない。ソ連の国勢調査によると，1959年には21,708人，1977年には19,304人の百寿者がいて，そのほとんどがコーカサス地方に住んでいるとのことである。特にコーカサス地方では，160歳を筆頭に百寿者が人口10万対63人生存しているといわれる。南米エクアドルのビルカバンバでは，人口10万対1,100人の百寿者がいるといわれている。コーカサスの場合は，詳細な発表がみられないので，積極的な評価は困難であるが，ビルカバンバの場合は，70歳以上の老人の年齢は誇張されていると報告されており，当初127人の百寿者が存在するといわれていたが，綿密な面談聴取の結果，1人も百寿者がいないことがウィスコンシンおよびマサチューセッツ大学の現地調査によって報告されている。平均寿命の高くない地域に，突然起きた高齢者や百寿者が大挙して存在しているという報告は信じ難い。このような地域は世界各国にあるが，戸籍の信憑性を証明する手だてがない地域が多い。

第8節　沖縄の戸籍は信用できるか？

　ギネスブックに載っていて，世界最長寿者として話題となった「泉　重千代」翁は120歳で亡くなった。彼は徳之島の出身である。慶応4（1868）年生まれの彼の戸籍が問題となった。徳之島は沖縄本島の北，南西諸島の一角である。地理的にも，また歴史的経緯からしても沖縄県に属していると思っている人が多い。こうなると，沖縄県の戸籍も疑問視されることになりかねない。

　長寿者の調査にあたって問題となるのは，戸籍の信憑性であるが，その直接的証明はきわめて困難である。したがって，本調査では戸籍簿による調査を行って確かめたうえ，さらに百寿者本人ないし家族の記憶をたどって入念に聞き出し調査を行った。本人または家族からの聞き出し調査も必ずしも正しいとは言えない。なぜなら，百寿者の記憶が不正確であるし，百寿者の家族の心理として，誰しも先祖代々自分の家系が長寿であることを誇張する傾向がある。実際にビルカバンバの調査でもこれが明らかとなった。

　沖縄の戸籍制度施行は明治10（1877）年であり，当時生まれた者は1998年現在，120歳になる。そのため，120歳以上の老年者がいたとすれば戸籍上の証明はなく，記憶をたどるしかないのである。現在では，戸籍制度制定以前の百寿者は1人も含まれていないので，そのような疑点はないと考えられる。しかし，20年前の百寿調査を開始した1976年には，満百歳の老人はちょうど戸籍がつくられた1876年の生まれであったため戸籍への疑念がつきまとっていた。

　1976年の小林の110歳老人調査によると，その数は年々減少を示している。これは調査対象者が，江戸時代の生まれだからである。彼らの時代が新しくなればなるほど，戸籍が正確になるので，自称長寿者，推定長寿者は減少する。日本の高齢者人口は年々増加しているのであるから，超高齢者も年々増加すべきものと考えられるが，このような矛盾は，戸籍に記載された内容と事実内容が必ずしも一致していないことに基づくものと思われる。

沖縄では戸籍制度の制定は明治10年であるが，明治10年から2年の間，官庁によらず民間戸籍会社に委託して戸籍を作成したという事実がある。沖縄百寿者の推移は**第1章3節**に掲げたが，1979年までやや減少し，その後増加している。この点は大変興味がある。すなわち，この年の百歳老人が，ちょうど沖縄の役所による戸籍制度の発足した明治12年生まれである。それ以前，百寿者数は減少傾向にあり，増加に転ずるのはそのような戸籍問題に関する推察に合致するものである。

　沖縄では，第二次世界大戦の地上戦によって戸籍が焼失したり，紛失したりした可能性がある。また，戦後は軍用地の接収で住居を追われたり，収容所生活などで住所を転々として住民票が塗りつぶされていった。しかし，幸いにも戸籍は戦前に九州に疎開して保存されていたとのことであった。

　しかし，戸籍の信憑性は重要な問題であるので，正確を記するために，家族の年齢等の聞き出しには時間をかけ，慎重に慎重を重ねて行う必要があった。このような理由から，年齢を確認するために，1時間以上をかけて家族構成に関する聞き出しを行った。年齢については，十二支を用いてチェックを重ねた。特に子女の出産年齢等が非常識な年齢となる場合は，戸籍の誤りを指摘することができる。また，沖縄において，誰しも記憶に残る歴史的事件をいつ，何歳の時，どこで遭遇したかを問いただし，戸籍の誤りがないかどうか確認することにした。また，沖縄のトシビー（83歳），トーカチ（88歳），カジマヤー（99歳）の敬老行事を，いつ行ったかという調査が大変参考になった。また，戸籍の書類面でも，県老人福祉課が地域役場の協力で，誤りを拾い出すように事前調査を行っている。これらの結果，1976年から9年間に3人の戸籍が誤っていることが発見され，百歳老人のリストから除外することになった。

第9節　1人長命村

　昭和60年，厚生省は高齢化社会を迎えて保健福祉の10カ年戦略として，いわゆるゴールドプランを策定するために，保健医療計画を地域ごとにたてる必要があると考え，全国各都道府県知事宛に，地方自治体ごとに保健医療計画を提出するように命じた。

　病気にかかった時，患者が医療を受ける状況を考えてみよう。最初に医師に接するのは地域の主として開業医で，彼らは第一次医療を担当している。そして入院が必要な場合は，地域病院へ入院させる。これが第二次医療である。さらに，専門医療を必要とする場合は，大学病院，専門病院等の大病院に移す。これが第三次医療である。日本では大病院志向や専門志向が強く，大病院に軽症の風邪等の患者まで集まって医療の現場が混乱し，たとえば「3時間待ち3分診療」となり，多くの社会問題を醸し出している。そこで家庭医を育て，国民に段階的に受診するように指導している。一方，同じ段階内でも医療機器の資料を融通しあったり，異なる専門間でうまく患者を紹介しあって連携させようとするのが地域医療計画である。そのために，まず第一段階として，第二次医療を担当する地域病院を中心にカバーする地域を設定することになった。これを医療圏といい，縄張り地域のようなものである。医療圏は，県ごとにそれぞれの地域の事情を勘案して，その数や医療圏の大きさが異なっている。その範囲は市町村役所の責任領域と違って，地域の人々の生活圏によって決まるので，学区域や通勤圏や交通網やショッピングの状況等に左右される。これらを考えて，沖縄県を5医療圏域（本島の北部，中部，南部と宮古，八重山圏域）に分けることになった（図1-5）。このうち，宮古島を中心とした宮古圏と石垣島を中心とした八重山圏は遠隔離島で，互いに境界で接している沖縄本島の北部，中部，南部圏域とは事情が異なっている。

　沖縄百寿者の分布を知るために，1976年以降の後期百寿者全1,043人の満百歳時の住所を調べた。この結果，那覇市が18.5％を占め，

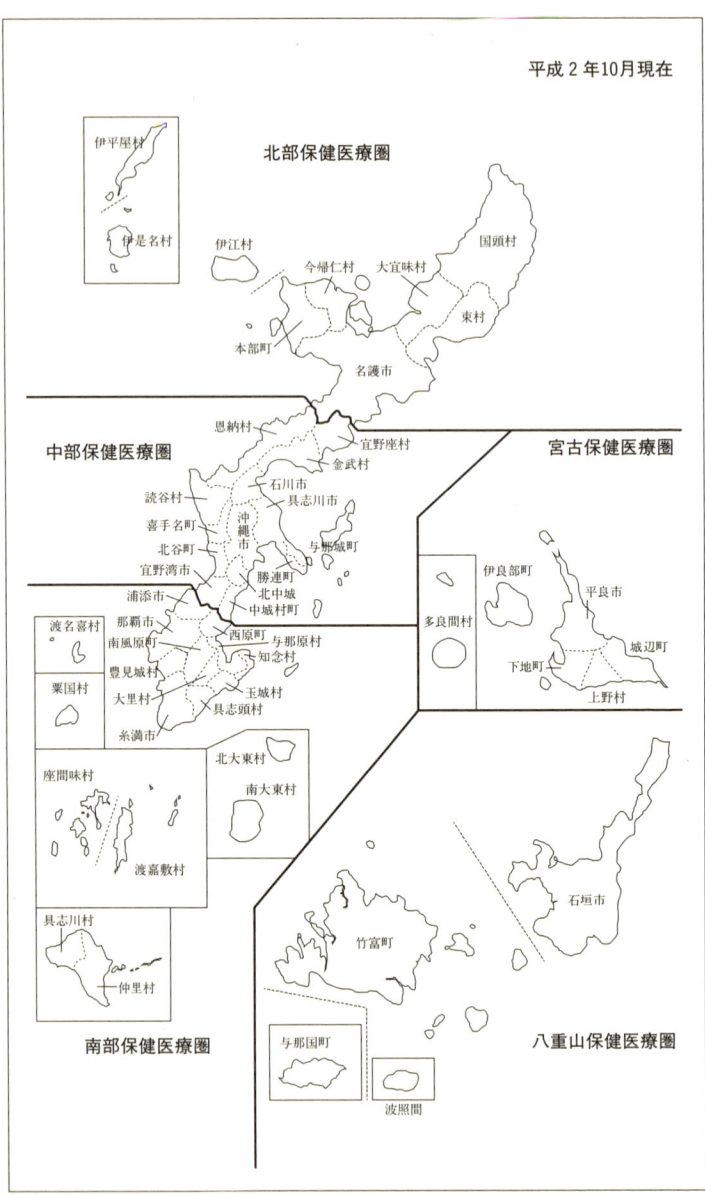

図1-5　沖縄の医療圏概略図

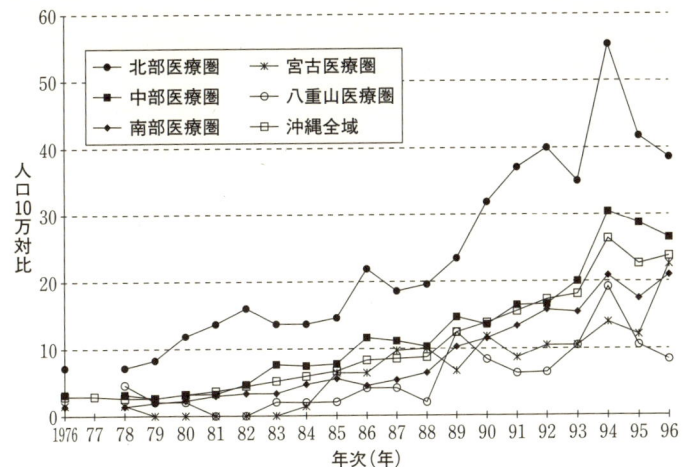

図1-6 沖縄百寿者の医療圏域別人口10万対比(1976～96年)

ついで沖縄市7.5%,具志川市5.7%,名護市5.4%,宜野湾市3.9%,本部町3.7%,糸満市3.6%,浦添市3.0%,今帰仁村2.9%,北谷町2.8%の順で上位10傑である。上位10傑には5市町村を占める中部県域が多い印象を受ける。しかし,これらは都市部が多く,もともと母集団の人口が高い地域なので,その因子を除くためにそれぞれ人口比で表し,医療圏域からみて,1976～1996年に至る年次推移を表した(図1-6)。百寿者の現住地は,人口対比では北部圏域が常にトップの座を占めている。したがって,長命地域は北部圏域であることは否めない。しかし,長寿の指標は人口10万対で表すことになっている。母集団が小さくなると,1人の存在が数10倍になって一気にトップに躍り出るし,1人が死亡すると一気にラストに落ちたりする誤差が現れる。また,老人ホームなどの老人収容施設への移動などを考えると,統計のマジックに引っかかるので余り狭い範囲の長寿村の設定は好ましくない。

第2章
百寿者の生い立ちと日常生活

第1節　free living

　「人生百年，夢幻のごとし」。那覇市古島に住む新百歳の喜納政幸さんは，見事な毛筆の書を県知事に返礼として送った。毎年敬老の日に，県知事は総理大臣賞の賞状と銀杯を持って，新百歳の家を訪問する。1995年には，沖縄県に110人の新百歳が誕生した。

　我々は，県知事の表彰より1〜2カ月前に健康診査を行う。この百寿者の現地訪問診査は在宅者に主体をおいたので，対象は在宅百寿者が多い。在宅百寿者は，本人ならびに家族の同意の得られた者全員を対象とした。在宅百寿者の多くは free living である。free living とは，他人の介護なしに自由に生活している者を指す。なお，施設入所および病院入院百寿者のデータと比較するために，約同数の施設百寿者を対照として選んだ。

　初回診査後は，百寿者宅や施設を年々訪問したり，必要に応じて頻回に訪問したりして追跡調査も行っているが，**第2章**では，百寿者の平均的データを得るために，複数回訪問したときのデータをすべて平均するのではなく，初回訪問時のデータのみを単純集計した。したがって，ほとんどが百歳になった時点のデータとなるが，後期百寿者調査開始年の1988年に限り，1988年時点のデータを用いた。

　対象は1988〜1996年の後期調査百寿者382人であり，1975〜1983

年の前期調査百寿者114人の集計結果と比較した。1984～1987年は前期・後期の中間期に当たり，今回の比較対象には含まれていない。調査対象者は沖縄本島に在住する者に限った。382人の市町村別，医療圏域別現住所の内訳を表2-1に示し，在宅，老人ホーム入所，病院入院別の内訳を図2-1に示す。彼らは男性70人（18.3%），女性312人（81.7%），年齢内訳は，満百歳が176人（46.1%），翌年3月31日までに誕生日を迎える99歳142人（37.2%），101歳30人（7.9%），102歳15人（3.9%），103歳が19人（5.6%）である（図2-2）。

第2節　5連続世帯

百寿者の息子・娘は70～80歳であり，すでに老齢期に達している。孫は50～60歳で，すでに円熟した人生を生き抜いて，定年を迎えようとしている。孫の子供は俗にヒ孫ないしヒコといわれ，正式には曾孫と書かれる。曾孫は30～40代で，家族の中心的役割を持っている人々である。曾孫の子供は俗にはやしゃ子といわれ，孫の孫にあたりヤシワゴから転じた言葉である。正式には玄孫と記されている。彼らは10～20代である。その次の世代が生まれる可能性もあるが，その場合は何と呼ぶのであろうか？　英語の場合は便利でgrand, grand, grandを重ねればよい。

百寿者の同居家族数を表2-2に示した。これは百寿者の初回診査で，現住所を訪問した時点での集計であるので，その後の進学，結婚，転居等による移動は関与しない。表は縦に同居人数を記載しており，1人同居は百寿者との2人家族ということである。男性百寿者では妻との同居が3件，娘との同居が3件，女性百寿者では，2人家族は夫との同居1件，息子4件，息子嫁7件，娘13件である。

3人以上の家族から，大家族を含めたすべての家族について集計すると，男性百寿者では娘ないし息子嫁との同居が最も多く，ついで孫，曾孫の順になっていた。女性百寿者では孫の世代との同居が最も多く，ついで息子嫁・曾孫の順となっていた。男性百寿者で妻

第2章 百寿者の生い立ちと日常生活

表2-1 調査対象となった後期百寿者の医療圏域別・市町村別内訳

医療圏	市町村	人数	%	医療圏	市町村	人数	%
北部医療圏 55人 (14.4%)	名護市	8	2.1	南部医療圏 171人 (44.8%)	北谷町	7	1.8
	国頭村	13	3.4		北中城村	22	5.8
	大宜味村	3	0.8		中城村	5	1.3
	東村	1	0.3		那覇市	69	18.1
	今帰仁村	15	3.9		浦添市	15	3.9
	本部町	15	3.9		糸満市	33	8.6
中部医療圏 156人 (40.8%)	石川市	10	2.6		西原町	9	2.4
	具志川市	25	6.5		豊見城村	5	1.3
	宜野湾市	12	3.1		東風平町	4	1.0
	沖縄市	33	8.6		具志頭村	7	1.8
	恩納村	1	0.3		玉城村	4	1.0
	宜野座村	5	1.3		知念村	3	0.8
	金武町	7	1.8		佐敷町	8	2.1
	与那城町	5	1.3		与那原町	1	0.3
	勝連町	16	4.2		大里村	7	1.8
	読谷村	6	1.6		南風原町	6	1.6
	嘉手納町	2	0.5	合　計		382	100.0

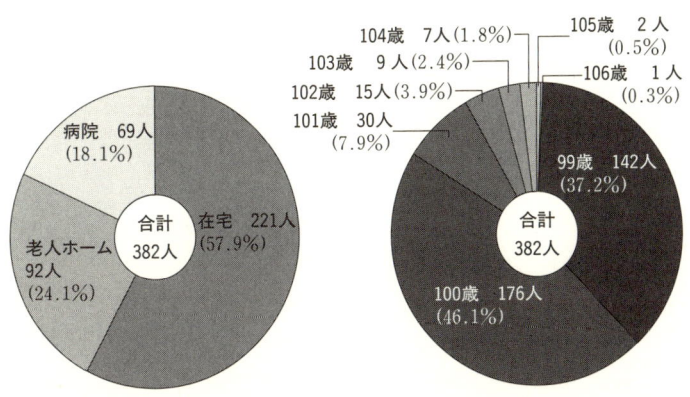

図2-1　後期百寿者の所在地内訳　　図2-2　後期百寿者の年齢別内訳

表2-2 百寿家系における同居者数別の同居者内訳（件）

同居人数		配偶者	息子	息子嫁	娘	娘婿	孫(男)	孫嫁	孫(女)	曾孫	その他
男性	1人	3	1	0	3	0	0	0	1	0	2
	2人	0	6	8	1	0	2	1	0	0	2
	3人	3	11	10	1	0	5	0	3	0	0
	4人	0	4	4	0	0	7	2	1	6	0
	5人	1	2	2	0	0	3	1	3	3	5
	6人	0	2	2	0	0	1	0	7	0	0
	7人	0	2	2	0	0	3	2	0	5	0
	8人	0	0	0	0	0	0	0	0	0	0
	9人	0	2	2	0	0	5	1	1	4	3
	小計	7	30	30	5	0	26	7	16	18	12
女性	1人	1	4	7	13	0	3	1	0	0	2
	2人	0	16	18	7	4	6	3	1	1	10
	3人	0	23	25	2	0	24	3	12	1	6
	4人	0	10	10	6	3	15	4	12	8	8
	5人	0	8	8	0	0	16	5	8	14	1
	6人	0	2	10	1	0	18	14	4	35	6
	7人	0	1	4	0	0	4	4	0	15	0
	8人	0	1	1	0	0	1	1	1	3	0
	9人	0	2	2	0	0	5	2	1	6	9
	小計	1	67	85	29	7	92	37	39	83	42
総合計	1人	4	5	7	16	0	3	1	1	0	4
	2人	0	22	26	8	4	8	4	1	1	12
	3人	3	34	35	3	0	29	3	15	1	6
	4人	0	14	14	6	3	22	6	13	14	8
	5人	1	10	10	0	0	19	6	11	17	6
	6人	0	4	12	1	0	19	14	11	35	6
	7人	0	3	6	0	0	7	6	0	20	0
	8人	0	1	1	0	0	1	1	1	3	0
	9人	0	4	4	0	0	10	3	2	10	12
	総合計	8	97	115	34	7	118	44	55	101	54

との同居は7件，女性百寿者の夫との同居は1件だけである。なお，その他の中には養子との同居が含まれる。

　子，孫，曾孫，玄孫に至る5代生存で別居している家族はあるが，連続5代同居世帯はなかった。『百歳の科学』でも述べているように，前期百寿者の調査でも5代連続同居世帯はなかった。

第3節 収容所生活

　生涯にわたって，転居時期は就学・就職と結婚期に集中している。沖縄百寿者の場合は4回ある。現在の若者と違って，大学などの就学によるものはないが，兄弟・姉妹が多く，貧乏暮らしなので出稼ぎに行く時期である。出稼ぎは他村や日本本土，外国への移住が多い。第2は結婚のためで，主に女性である。結婚は同村，同字内がほとんどで，結婚を契機とする圏域外移住はほとんどなかった。第3は沖縄独特で，戦中・戦後の移動である。戦時中は疎開ないし収容所生活を送った人々が，男性18人（27.3％），女性82人（30.3％）もあった。戦後，住宅は復元しなかったが，おおよそ元の村落に戻っており，この時点での移住は少ない。第4は高齢になったため，経済的にも身体的にも不自由になり，介護を求めての移動である。介護が必要となった時点で，老人ホーム等の施設への転出，娘や孫・嫁等の介護者宅への転居が主な移動であった。

　調査した百寿者の出身地を，沖縄県の本島北部，中部，南部，宮古，八重山の5医療圏に分けて集計すると，本島北部92人，中部125人，南部127人，宮古・八重山を含む離島は13人，なお，県外の出身者の沖縄への移住はただ1人であった。百歳時点での現住所と，出身地との間の移動状況を医療圏域ごとに集計してみたところ，北部圏域94.4％，中部圏域77.9％，南部圏域75.5％は地域外への移動はなく，生涯にわたって，長期，出身地を離れた者が少ない。特に北部医療圏（いわゆるヤンバル地域）では，移住がほとんどみられず，結婚しても同じヤンバル地域内の移住である。転居者のほとんどは施設百寿者であるが，その場合も同じ村か，村に施設がない場合には同じ圏域内の施設への移動にすぎない。

第4節 百寿者海外移住

　戦前の出稼ぎや戦時中の疎開を含め，長期にわたる日本本土ない

し海外の移住経験を示した（図2-3）。日本本土は男性15人（18.8%），女性37人（11.5%）で，海外は男性27人（33.8%），女性32人（9.9%），出稼ぎが主体でテニアン，サイパン，ポナペ，ロタ，パラオ等の南洋諸島，ハワイ，米国，カナダの北米，ブラジル，ペルー等の南米が多く，沖縄の過去の移住の歴史を物語っている。南米のブラジルでは，カンポ・グランデを中心にして，現在も沖縄県人が大きなコミュニティを形成している。なお，この集計では，戦時中に出征した時の外国滞在は含まれていない。

　後期百寿者グループでは，高齢になってからの日本本土や海外移住はなかったが，前期百寿者の中には，102歳で家族とともにペルーへ移住した女性百寿者1人と，90歳になって，ペルーから妻とともに帰沖した男性が1人含まれていた。

　前者は free living の快活なオバーで，身の回りならびに移動行動や火の始末，電話機使用などの生活活動にも全く支障がなかったので，外国生活には耐えられたと思われるが，百寿者には急な外国移住は大きなストレスになったにちがいない。面倒をみている子，孫とともに移住するのであって，幸せな余生を送られることを祈っ

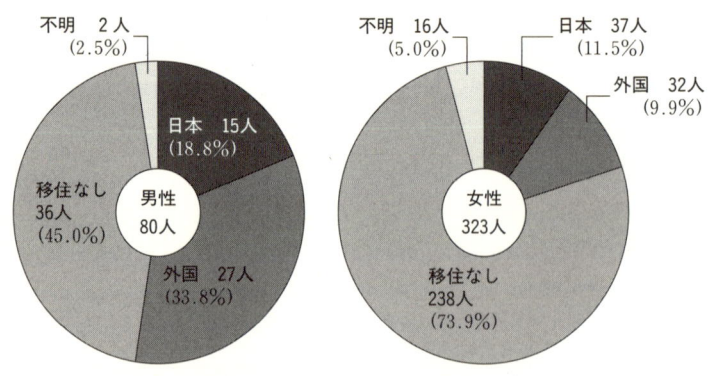

図2-3　百寿者の日本本土・海外移住状況（複数回答）

ている。

第5節　女性の二宮尊徳

「高専卒の同級生はまだ4人も生きているのに，中卒は自分を含めて2人，小学校卒の同級生はとうとう1人になってしまった。学歴の高い人が長生きなのですか？」

首里に住んでいる石嶺さんは94歳である。某会社の会長になっているが，かくしゃくとして元気である。高等専門学校卒で，首里小学校，首里中学校，高専も50人のクラスだったそうである。同級生は主として首里の人々なので，動静がよくつかめるという。

百寿者の育った時代は，都市地域以外のいわゆる田舎地方では学校教育が普及しておらず，家庭の経済状態によっては子弟の教育が不可能であったと思われる。百寿者の学歴について質問しても，理解不能の者が多く，また家族が百寿者の教育歴までは知らないことが多いので，不明が283人にも達し，正確に回答の得られたのは男性17人，女性82人のみであった（図2-4）。

初等教育について，男性百寿者では尋常小学校4年卒3人，高等小学校2年卒4人，さらに中退者を含めると合計12人（70.6％）であった。中退理由は，ほとんどが家庭の経済的理由によるもので，一時的就学は含まれていない。高等小学校以上の高等教育を受けた者は3人（17.6％）で，そのうち大学教育を受けた者が1人，他は専門学校卒2人，無学は2人（11.8％）であった。

女性では尋常小学校4年卒26人，高等小学校6年卒5人，小学校中退11人で，合わせて初等教育を受けた者は42人（51.2％），高等教育は専門学校のみで6人（7.3％），無学は34人（41.5％）であった。無学なのに読み書きの堪能な女性百寿者もいた。学校に行けず，幼い弟を背負いながら，学校の窓越しに自習したと語った女性百寿者の話は印象的であった。二宮尊徳の女性版である。なお，無回答・不明者の中に無学が多い可能性がある。

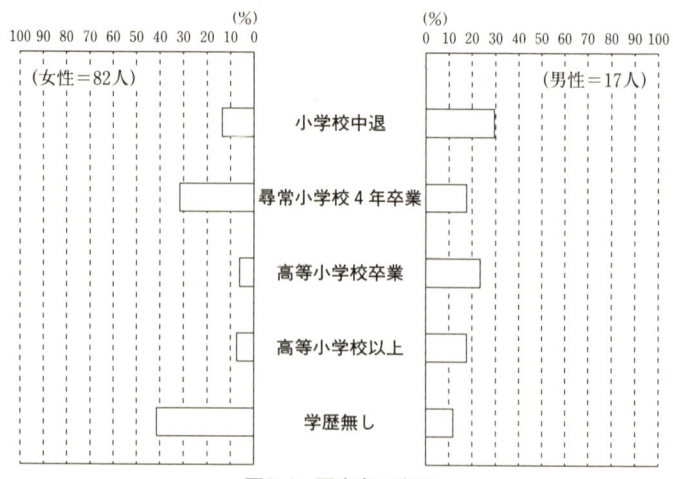

図2-4 百寿者の学歴

第6節　豆腐売り

　豆腐の入った桶を頭に乗せて売り歩いている。目に浮かぶようである。豆腐は専門職として作るよりも、家庭用として作った残りを売り歩いたのであろう。彼女らは豆腐行商として登録されている。

　百寿者の職業について、回答の得られたのは男性79人、女性350人であった（**図2-5**）。農業は専業・兼業を含めて男性47人（59.5%）、女性200人（57.1%）で最も多かった。作物の一部は米、粟、稗であるが、大半は砂糖キビであった。芋や野菜作りもあったが、野菜は家庭用が多かった。ついで、男性では会社員7人（8.9%）、漁業・建築業各5人（6.3%）、小売業、サービス業、公務員各3人（3.8%）の順であった。教師、宗教家（僧侶）は各1人であった。

　女性では専業・兼業主婦が40人（11.4%）、機織り33人（9.4%）、行商26人（7.4%）、小売業21人（6.0%）、豆腐の製造販売は7人（2.0%）、労働者5人が続いた。この他、ノロやユタなどの宗教、儀礼関係者が3人、教師2人があった。

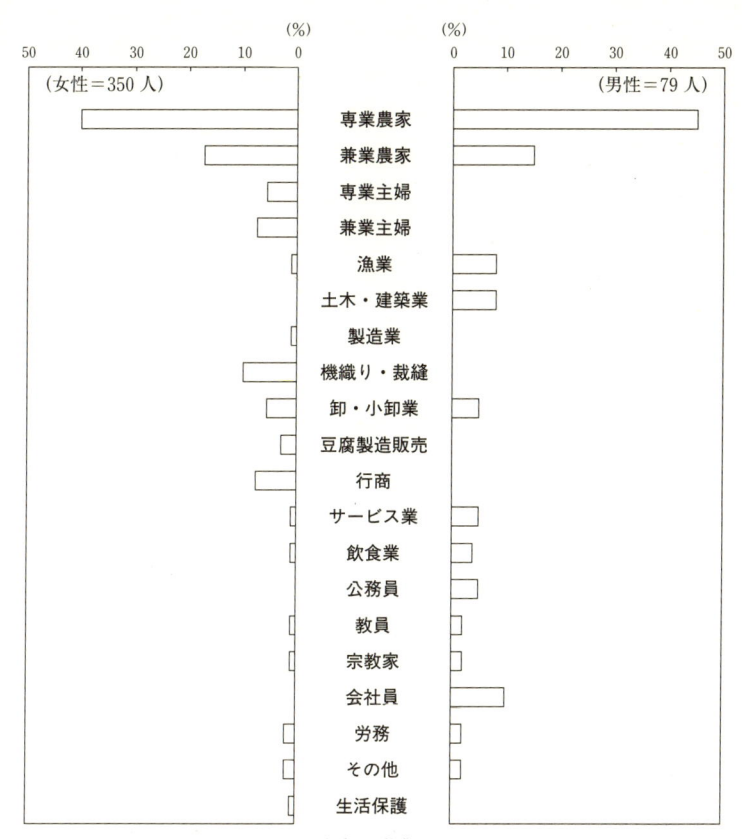

図2-5 百寿者の職業 (複数回答)

第7節 再婚の多い百寿者

百寿者の結婚回数と結婚年齢について集計した。男性では未婚者はなかった。結婚回数についてみると，男性68人中，1回42人（61.8%），2回20人（29.4%），3回5人（7.4%），4回1人（1.4%）であった。女性29人中，未婚3人（1.0%），1回247人（83.2%），2回39人（13.1%），3回6人（2.0%），4回2人（0.7%）であった。長い人生をおくっている百寿者であるから結婚回数は概し

て多く，平均結婚回数は平均男1.5回，女1.2回であった。

　平均結婚年齢は男性26.5歳，女性21.1歳であった。男児を出産してから入籍した話も耳にした。正式な入籍の有無については質問していないので，本人の結婚を認める年齢としての回答を集めた。

　配偶者が死亡した場合は再婚している者が多いが，各種の理由から離婚も多い。離婚対象者の生死の聞き出しまでは可能であるが，離婚原因や理由に関しては質問を遠慮することにした。海外出稼ぎによる重複結婚も複数認められた。また「子供ができなかったので，結婚してもいいよ」といわれ重複婚になった，男児を出産できなかったので再婚したという話をよく耳にする。子供の年齢や名前から重複婚ないし再婚を懐疑することもあるが，離婚理由と同じくプライバシーの問題が多く，その点の質問は差し控える場合が大半であるから，自分から言い出さない限り察知は不可能である。

　最終配偶者との死別ないし離別年齢は，男性百寿者75.9歳，女性62.6歳で，女性の寡婦期間が明らかに長かった。なお，**第7章9節**の「百寿者の子供の数」の節で述べるように，未婚の女性で実子の存在している事実にも沖縄の民俗歴史をたどることができる。

第8節　百歳現役

　百寿者の家督引継年齢を示す（**図2-6**）。この「家督」という言葉には，特に女性の場合，家計の切り回しの他に自分自身の金，あるいは預金を自分で保管し所持できることも含めた。したがって，本来の家督とは異なると思われる。

「財布の紐」を握っていたのは男性で90歳代14人（37.8％），女性で80歳代42人（32.3％）と最も多く，百寿者はなかなかの「締まり屋」であることがわかる。また百寿者は，お金の価値の変動にはついていけないので，紙幣や硬貨の形や大きさから価値判断をしている者が多い。また，「一万円札」という言葉を口に出す者もいて，一万円札が高価な紙幣であるという理解はできているようである。

なお，世帯主として他人の助力なしに完全に独立して収入・支出の調整を行い，経済の切り回しができる者を「百歳現役」とすると，「百歳現役」は男性で5人，女性で2人あった。これは主として1人暮らしの百寿者であった。中には会社役員として現役で活躍している男性百寿者が1人，僧侶として葬式・法事の日程を時間刻みでこなしている現役住職も1人いた。

第9節　タバコをくゆらせる百歳オーバー

百寿者で喫煙状況調査に応じた者は男性70人と女性312人で，男性4人，女性44人は回答不能であった（表2-3）。

一般老人に比して，男性でも未喫煙者33人（50.0%）と吸わない者が多かった。現喫煙者は8人（12.1%），その中で20本/日以上は3人であった。断煙者は25人（37.9%）で，90歳になってから断煙した者が10人と多かった。40本以上のヘビースモーカーの3人は断煙していた。

女性では未喫煙者は178人（66.4%），現喫煙者は19人（7.1%），

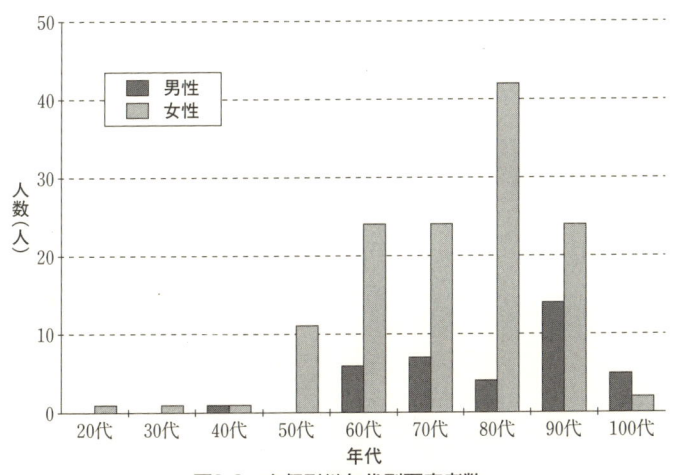

図2-6　家督引継年代別百寿者数

20本/日は3人もいた。意外にも女性が喫煙経験者が多かった。断煙者は71人（26.5％）で，90歳以上になってから断煙した者が30人であった。40本以上のヘビースモーカー2人はともに断煙していた。

喫煙のきっかけは興味本位が多いが，息子や孫の死に遭遇して心の痛みから開始した女性もいた。また，孫が悪戯して吸わせてみたのがきっかけで，喫煙が病みつきになってタバコをくゆらせているオバーもいた。

断煙理由の質問は本人の記憶の確認に役に立つし，時にはそれをきっかけに過去の既往歴や健康状態を把握する手だてとなることもある。また，本人の意思の表示を調査したり，第三次事象についての意見が聞き出したりできることもある。

第10節　泡盛をちびる

「一升瓶を片手に」ではなく，一升瓶を頭にのせて踊っているオバー。テレビのコマーシャルにも出てくる。「私が死んだら酒盛りをしろ」。大宜味のNKオバーは足は不自由であるが，元気で百歳の現在でも泡盛をちびりちびり。

百寿者の飲酒に関しての集計結果を示す（表2-4）。喫煙と同じように質問不可能，回答不可能を不明として集計した。それぞれ男性4人，女性3人があった。飲酒量は1日量として集計した。ほとんどが沖縄の泡盛である。日本酒と泡盛は等量と考えるが，ウィスキーはダブル1杯を，ビールは小瓶1本を酒1合と換算した。飲酒は本人ないし家族への聞き取り調査であるので，飲酒歴の判定は本人達の判断によるものである。

男性百寿者では飲酒者は36人（54.5％）であり，そのうち現在も少量ながら飲酒している者は12人で，1合ないし1合未満であった。24人が百歳現在も断酒しており，1日6合以上のヘビードリンカーの1人も断酒していた。

女性では16人（5.9％）の飲酒者がいたが，そのうち8人が現在

表2-3 百寿者の喫煙

		人数（％）	本数						やめた年代						
			1～9	10～19	20～29	30～39	40以上	本数不明	50	60	70	80	90	100	年齢不明
男性百寿者	やめた	25(37.9)	7	5	5	0	3	5	3	5	3	2	10	0	2
	現在も吸っている	8(12.1)	2	0	3	0	0	3							
	吸わない	33(50.0)													
	合計	66(100.0)													
	不明	4													
女性百寿者	やめた	71(26.5)	30	15	7	0	2	17	4	5	11	9	29	1	12
	現在も吸っている	19(7.1)	11	4	3	0	0	1							
	吸わない	178(66.4)													
	合計	268(100.0)													
	不明	44													

表2-4 百寿者の飲酒

		人数（％）	飲酒量（合）								やめた年代								
			1合未満	1	2	3	4	5	6	不明	20	30	40	50	60	70	80	90	年齢不明
男性百寿者	やめた	24(36.4)	3	7	3	0	0	0	1	10	0	0	1	2	3	2	3	10	1
	現在も飲んでいる	12(18.2)	5	2	0	0	0	0	0	5									
	飲まない	30(45.5)																	
	合計	66(100.0)																	
	不明	4																	
女性百寿者	やめた	8(3.0)	0	0	0	0	0	1	0	7	1	0	0	0	0	0	2	3	2
	現在も飲んでいる	8(3.0)	5	0	0	0	0	0	0	3									
	飲まない	253(94.1)																	
	合計	269(100.0)																	
	不明	43																	

も飲酒を続けており，いずれも1合未満である。1日5合のヘビードリンカーの1人は断酒していた。

第11節　沖縄生まれの沖縄育ち

　公園のベンチにオジー，オバーがたむろしている。町中を歩いているのも老人達である。冬のフロリダの光景である。北部地方の老人が暖かい冬を過ごすためフロリダに集まる。「沖縄の百寿者はどこの出身ですか」。アメリカ人が質問するのはわかるが，不思議に日本人も尋ねる。

　沖縄百寿者の出身は男女ともに，わずか1人の本土出身者を除いて，沖縄県に生まれ育った人達である。百寿者の出身は沖縄各地にわたっているが，特に沖縄本島北部圏域（ヤンバル）の出身者が多い。彼らは郷里で結婚し，郷里に住み続け，一時収容所ないし疎開生活をした者も戦後は郷里に戻ってきた。彼らは多くの兄弟姉妹を持ち，大家族に育った。経済的には必ずしも裕福ではなく，男女ともによく働いた。日本本土ないし海外での出稼ぎ生活，戦時中の疎開，戦争中の収容所生活と多くの試練を経験した者が多かった。配偶者との離別・死別のため，あるいは男系家族の風習上の理由からも離婚，再婚，重婚等で結婚回数は多い。経済的には裕福ではないのに子供を多くもうけている。生活のやりくりが苦しいので，子供達は自活の道を求めて若い頃から日雇い労働や奉公に出た。また，嫡子がないと養子をとる。それ以外でも甥，姪，いとこの子供達に至るまで献身的によく面倒をみた。連れ子もわけへだてなく実子同様に育てた。「子供は宝」。稼ぎを親の元に送った。グータラ兄弟は「サーダカ生まり（高貴な生まれ）だから当然だ」といって小遣いを分け与えた。

　男性のほうが早く死ぬので，どうしてもやもめ期間は男性に比して女性では長い。夫を失ったオバーは，いつまでもくよくよしていない。気丈夫に多くの子供を女手一つで育て，家計のやりくりを高

齢まで持ち続けた者が多かった。

第12節　汗をかく

「突然のお願いで恐縮ですが,」とNHKの関口さんからの電話があった。長寿をもたらす沖縄の環境について取材し,番組にしたいので意見を5分以内にまとめて即答して欲しいとの相談であった。

私はとっさのことであり,何も用意もなかったので思いつくままに答えた。「環境というのは多分,自然環境を考えているのでしょうね。とすれば,沖縄の温暖な気候や水とかを考えているのでしょうけれど,大切のはハードの問題ではなく環境のソフト面です。つまり自然環境ではなくて,人文環境のほうが大きく長寿に関係していると思います。」

「人文環境とはどんなことですか？」との問いが続いた。そこで私はユイマールやモアイ等の沖縄独特の相互扶助をあげた。彼は沖縄放送局所属なので,ユイマールやモアイに関する説明は不要であった。「その他にどのようなものがありますか？」と聞かれたので,ユイマールやモアイでは取材として不適当と考えたと思われる。沖縄独特の物の考え方,つまりカジマヤー等で代表される人生観,死生観を私は述べた。関口さんはこれでは満足しなかったのか,彼の企画にあっていなかったのか,包括的沖縄環境研究者を紹介をして欲しいということであった。ここで私は彼が自然環境のことを考えていると察知した。

世界中のどこの国でも北半球では南,南半球では北に寄っているほうが,つまり赤道に近い側が長寿地域である。それは温暖な気候によるものであるから,他の地域が真似できないことでもあり,長寿を望むなら,冬季に沖縄移住を薦めるしかなかろう。

沖縄は高温多湿であるから多汗になる。「汗は水だから塩辛くはない」と某米人が私に反論したが,汗が乾いてくると塩をふいているようになる。汗には食塩が含まれているはずである。発汗によっ

て皮膚からナトリウムが喪失されれば，低塩食効果を助長する。つまり，身体からナトリウムが失われるので低塩効果をより発揮するであろう。発汗作用はこれだけではなく，喉の渇きを誘発する。水をたくさん飲めば脱水を予防することもできる。これは，血栓症の予防にもつながろう。

第3章
百寿者の生体情報

第1節　百寿者に近づくために

「沖縄の百寿者を一度診てみたいのでご紹介ください」。東京の大学医学部の某教授から突然電話がかかる。医師会，栄養大学，栄養士団体，文化団体，果ては新聞社，テレビ局からも，その対応におおわらわである。最近は韓国の公共テレビ，さらにはアメリカのテレビ局やプログラムの制作団体から直接英語の電話がかかる。しかし，百寿者はタレントではないのだ。もの珍しげに学生の研究材料にしたり，ありきたりのレポートの材料にされたりしては迷惑至極である。彼らから有効な資料を引き出して，はじめて世のために役立つ情報が得られるのである。しかも彼らは普通の生活をしている人達であるから，お祭り騒ぎを快く思っていない。あくまで協力してもらうという研究者の態度と心がけが肝要である。

1976～1996年の21年間にわたって，琉球大学医学部付属病院地域医療部では医師，看護婦，検査技師からなる医療チームを編成して，沖縄県在住の百寿者の健康診査ならびに社会的調査を行ってきた。1976～1982年を前期診査として『百歳の科学』で詳細を発表したが，1987～1996年についても同様の診査と調査を行い，後期百寿者診査とした。後期百寿者診査の対象は，沖縄県在住の百寿者349人（男性64人，女性285人）である。調査は前期百寿者の場合と同様に，居

住地を訪問して医学的ならびに社会学的調査を行った。その結果を，ADLと身体情報機能データおよび社会生活データに分けて集計した。後期百寿者診査は前期診査と全く同じチーム，同じ方法で行ったので，前期・後期診査の結果を対等に比較できる。

そこで我々の診査手順を紹介してみよう。まず，診査について十分なコンセンサスを得なければならない。沖縄県庁の生活福祉部から趣意書を提出して了解を得たうえ，各市町村の生活福祉課・厚生課に協力を依頼するために，県生活福祉部から地方自治体宛の公式協力要請文を送付してもらった。さらに，市町村役場を経由して百寿者の個人および家族へ趣意書を送り，診査への同意を得た。そのうえ念には念を入れ，琉球大学病院の医療チームが居住地を訪問して，健康診査をする場所，時間，診査の際に本人に苦痛を感じさせない，つまり本人への侵襲をできるだけ少なくすること，費用の負担は一切かけない約束をした。一部は役場職員，保健婦，主治医や介護者の同道をも得た。診査は手際よく効果的に行わねばならないし，また警戒心を起こさせないような配慮を心がけなければならない。

診査手順と調査内容はつぎの通りである。最初に本人ないし家族から出生，生い立ち，教育，結婚，職業，生計，老後の生活，宗教などの聞き出しを行ったうえ，現在の自覚症，既往歴，家族歴を含めて問診を行い，続いて日常生活能力（ADL）を記録した。つぎに視診，聴診，打診，触診による現在の身体的状況（現症）を記録したうえ，生化学検査，血液学検査，免疫学検査のために前腕静脈より採血した。さらに，心電図，脳波，心血管超音波検査（エコー図），心臓の収縮力検査としての心臓収縮期時相検査（STI：systolic time intervals），血流速度から動脈硬化を知るべく脈波伝達速度（PWV：pulse wave velocity），知能テスト等を行った。さらに過去および現在の栄養調査を行いつつ，できる限り生きがいや生活の質（QOL：quality of life）調査，社会生活内容の調査をも行った。

なお，生化学に関しては総タンパク，総コレステロール，中性脂肪，HDLコレステロール，血糖，GOT，GPT，クレアチニン，尿酸，各種アミノ酸分画等を，血液学検査では赤血球数，ヘモグロビン，白血球数，血小板，白血球百分率等を，免疫学検査ではガンマ-グロブリン分画，免疫グロブリン分画，HLA（人リンパ球抗原）分画等の検査を行った。この章では，医学的に得られた百寿者の特徴的情報について述べる。

第2節　百寿者のかかった病気

百寿者は，病気にならなかったから長寿を迎えたのであろうか？否。既往疾患（過去に罹患した病気）は意外に多かった（表3-1）。新生物すなわち腫瘍は7人，うち2人は良性腫瘍であった。ガン罹患者は5人，うち1人は結腸ガンと子宮ガンの重複ガンであった。ガンが致命症になっていないのが特徴的である。

表3-1　百寿者の既往歴

(対象人数349人，複数回答)

疾病分類	件数（人）	（％）	備考
伝染病および寄生虫	7	2.0	（マラリア7名を含む）
新　生　物	7	2.0	（ガン5名を含む）
内分泌，栄養および代謝の疾患	1	0.3	（糖尿病1名）
血液および造血器の疾患	5	1.4	
精神障害	22	6.3	
脳神経系の疾患	36	10.3	
感覚器の疾患	68	19.5	
循環器系の疾患	68	19.5	
呼吸器系の疾患	39	11.2	
消化器系の疾患	65	18.6	
性分泌，生殖系の疾患	32	9.2	
妊娠，分娩および産褥の合併症	1	0.3	
皮膚および皮下組織の疾患	5	1.4	
筋骨格系および結合織の疾患	159	45.6	
周産期疾患および死亡の主要原因	1	0.3	
不慮の事故，中毒	4	1.1	
総件数	520	100.0	

循環器疾患は高血圧症を含め68人，冠動脈疾患は16人，うち心筋梗塞は5人であった。心臓弁膜症は1人で，99歳になってから発症した，動脈硬化性のものであった。脳血管障害は33人，明らかな脳卒中は16人であった。

骨折を含めて骨関節疾患は特に多く，複数の骨折，関節炎，関節症を繰り返している者が多く，脳卒中とともに，寝たきりの大きな原因となっている。明らかな糖尿病は1人で，インスリン治療はなされていないので，インスリン非依存型と思われた。精神疾患に関してはほとんどが痴呆で，本格的精神疾患は少なかった。

前期百寿者には結核性の脊椎カリエス，肺結核や骨髄炎等の感染症がかなり多く認められたが，後期百寿者ではその傾向がやや少なくなり，代わりに前期百寿者になかった糖尿病や脳卒中が登場した。特に高血圧症が多く，脳卒中で麻痺の後遺症があるにも関わらず百歳まで生存している。

以上から，百寿者の罹患疾患は多岐にわたっているが，悪性腫瘍，重傷の糖尿病や生活習慣病は少ない。いわゆる生活習慣病は次第に多くはなってきたが，十分なケアーによって生存でき，再発予防がなされていると考えられる。しかし重症で，しかも反復した生活習慣病は，高齢に至るまでに淘汰されたと考えられる。

第3節　百寿者の体格

身長・体重の計測できた男49人，女195人についてみると，百寿者の身長は，男性では150～154cmが最も多く，最低139cm，最高165cmであった。平均は151.0±5.8cmで，前期百寿者の147.6cmに比してやや大きくなった。女性では140～144cmが最多で，最低125cm，最高158cm，平均139.9±6.2cmであった。前期百寿者の138.7cmより女性でもやや大きくなった（図3-1）。

体重は男性では40～49kgが最多で，最低29.5kg，最高66.0kg，平均46.9±7.7kgで，前期百寿者の46.7kgをほんの少し上回った。

女性では35〜39kgが最多で、最低24.0kg、最高58kg、平均37.1±6.7kgで、前期百寿者の35.2kgをやや上回った。しかし、相変わらず低体重の者が多かった（**図3-2**）。

肥満度に関してはBMIについて求めた。BMIは次のように計算される。体重（kg）を身長の2乗で割り、0.0001をかけたものである。正常は17〜26、理想値は20〜22、痩せは17以下、肥満は26以上である。男女ともに17.4〜26.3が多いが、男性では正常42人（85.7％）、痩せ5人（10.2％）、肥満2人（4.1％）、女性では正常127人（65.1％）、痩せ60人（30.8％）でほぼ3分の1、肥満は8人（4.1％）であった（**図3-3**）。なお、平均値は男性20.8±2.9、女性19.1±3.4であった。以上から、百寿者の体格は、小柄でやや痩せ気味のイメージが浮かぶ。概して肥満は長生きしない。

第4節　百寿者の貧血

診察に際し瞼結膜の色、つまり血の気を診る視診によって貧血の有無が判定できる。十分に赤い色をしていれば正常であるが、全く蒼白ならば貧血である。百寿者では、やや貧血を含めて男性28.6％、女性29.4％で貧血が多かった（**図3-4**）。ヘモグロビンが男性14.0g/dℓ、女性12.0g/dℓを基準とすると、『百歳の科学』で発表した前期調査では、男性83.3％、女性60.8％が貧血に該当していた[9]。

そこで、健康百寿者について生活背景の貧血への影響を知るために、1990〜1994年の百寿者129人（男性27人、女性102人）について末梢血液を調べ、赤血球数をヘモグロビン値について**表3-2**、**表3-3**に示した。平均値は、男性健常百寿者では赤血球数403±54.7万/μℓ、ヘモグロビン値12.4±1.3g/dℓ、女性健常百寿者ではそれぞれ375±43.9万/μℓ、11.6±1.2g/dℓであった[10]。また、男女間の比較をするためにヘモグロビン値についてみると、女性が男性より有意に低下していた。赤血球数については、女性が男性より低下傾向にあったが、有意な差ではなかった。

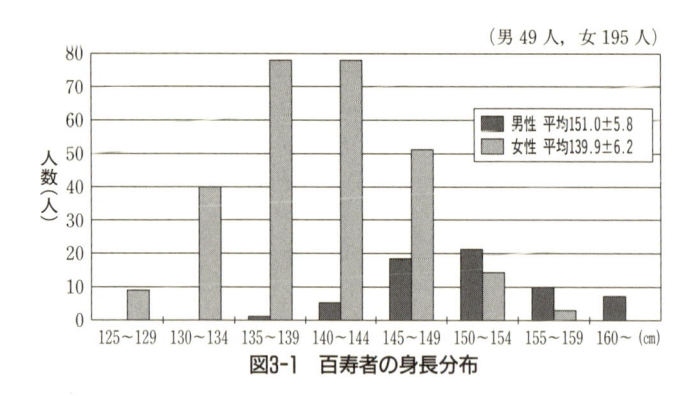

(男 49 人, 女 195 人)

図3-1　百寿者の身長分布

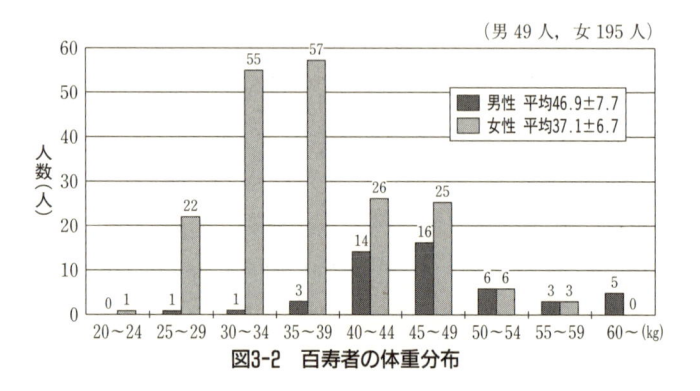

男性 平均151.0±5.8
女性 平均139.9±6.2

(男 49 人, 女 195 人)

図3-2　百寿者の体重分布

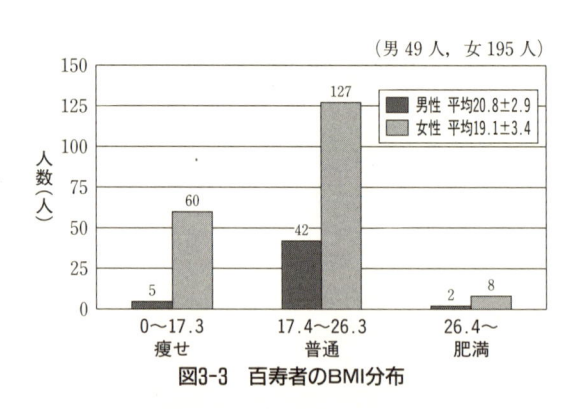

男性 平均46.9±7.7
女性 平均37.1±6.7

	20〜24	25〜29	30〜34	35〜39	40〜44	45〜49	50〜54	55〜59	60〜(kg)
男性	0	1	1	3	14	16	6	3	5
女性	1	22	55	57	26	25	6	3	0

(男 49 人, 女 195 人)

図3-3　百寿者のBMI分布

男性 平均20.8±2.9
女性 平均19.1±3.4

	0〜17.3 痩せ	17.4〜26.3 普通	26.4〜 肥満
男性	5	42	2
女性	60	127	8

表3-2 百寿者のADL群別ヘモグロビン値 (単位：g/dℓ)

		男 性			女 性		
健常群		12.4±1.3*# n=17	在宅 n=16	12.4±1.3	11.6±1.2# n=33	在宅 n=28	11.5±1.3
			老人ホーム n=1	13		老人ホーム n=5	12.2±0.6
ADL 低下群	中等度	11.4±0.6 n=3	在宅 n=3	11.4±0.6	11.5±1.2 n=39	在宅 n=28	11.6±1.1
			老人ホーム n=0	―		老人ホーム n=11	11.4±1.4
		11.3±1.6* n=10			11.5±1.2 n=69		
	高度	11.2±2.0 n=7	在宅 n=5	11.2±2.3	11.5±1.1 n=30	在宅 n=9	11.6±1.1
			老人ホーム n=2	11.2±1.7		老人ホーム n=21	11.5±1.2

*p<0.05　#p<0.05　　　　　　　　　　　　　　　　　　　平均値±標準偏差

表3-3 百寿者のADL群別赤血球数 (単位：×10⁴/μℓ)

		男 性			女 性		
健常群		403±54.7* n=17	在宅 n=16	403±55.4	375±43.9 n=33	在宅 n=28	374±46.5
			老人ホーム n=1	392		老人ホーム n=5	381±28.3
ADL 低下群	中等度	351±37.7 n=3	在宅 n=3	351±37.9	368±42.5 n=39	在宅 n=28	369±38.8
			老人ホーム n=0	―		老人ホーム n=11	365±52.9
		347±69.5* n=10			368±43.7 n=69		
	高度	345±82.4 n=7	在宅 n=5	352±91.6	368±45.9 n=30	在宅 n=9	367±35.4
			老人ホーム n=2	329±80.0		老人ホーム n=21	369±50.5

*p<0.05　　　　　　　　　　　　　　　　　　　　　　　　平均値±標準偏差

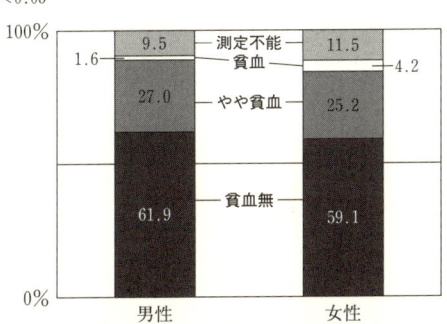

男性: 測定不能 9.5、貧血 1.6、やや貧血 27.0、貧血無 61.9
女性: 測定不能 11.5、貧血 4.2、やや貧血 25.2、貧血無 59.1

図3-4 百寿者の理学所見における貧血の有無(%)

身体的 ADL 7 項目を合計し，その得点から 28～35 点（満点）までのほぼ正常の日常生活を送っている"健常群"と 27 点以下の"ADL 低下群"に分け，さらに低下群を 15～27 点までの家族やヘルパーなどの手を借りつつ，かろうじて自分で日常生活を営んでいる"ADL 中等度低下群"と 7～14 点までのほぼ寝たきり状態の"ADL 高度低下群"の 2 群に分類した。

　それらと貧血との関連性をみると，男性における健常群と ADL 低下群との比較では，ADL 低下群は健常群に比べ，赤血球数，ヘモグロビン値が有意に低下していた。女性では健常群と ADL 低下群との間には，すべての赤血球パラメータに有意差は認められなかった。なお，在宅・施設の百寿者住所別比較では有意差はなかった。大原らは施設百寿者で有意低下を認めているが[11]，ADL の低下した者の多い施設であったのではなかろうか。貧血は施設よりもむしろ ADL との関連性が高いのではなかろうか。

第 5 節　呼吸音の異常

　左心室の吸い込みポンプが弱ると肺静脈系に血液が鬱滞する。その結果，末梢の手足や肝臓，肺の毛細管や肺の間質組織に体液の貯留が起こる。体液は，ナトリウムやカリウムなどの電解質を除くとほとんどが水である。これが長期続くと，本来空気の入っているはずの肺胞にも水が浸潤してきて，肺水腫となる。これが心不全の一病態である。この場合，空気の中に水が混じるため，泡が立ったり弾けたりする音が聴診器で聞かれる。これを肺の湿性のラ音という。

　しかし，高齢者では往々にして乾性のラ音を聞く。これは乾いた組織のこすれる音であるから，肺の繊維化や気腫によるもので，いわゆる老人肺である。肺の繊維化は，肺の実質として大切な肺胞の間に空気を含まない繊維組織が入り込んだ状態である。また，肺気腫は肺胞に空気が過剰に入って，出ることができない状態である。これらになると，肺活量が低下して息切れが起き，また気道感染を

起こすと，肺炎になる可能性を秘めている。肺炎は血栓症や心不全とともに，百寿者の三大死因の1つに数えられている。

聴診によるラ音の聴取は男性8人（12.5％），女性41人（14.4％）にあった。これは主に乾性ラ音であるから心不全ではなく，ほとんどが老人肺によるものである。これは即治療には結びつかないことが多いが，感染への注意は常に必要である。老人では，重症の肺炎に発展しても発熱しないこともあり，また，肺炎になれば容易に心不全をも併発して死亡に至ることもある。

第6節　百寿者のむくみ

百寿者で最も多くみられる臨床所見は浮腫（むくみ）である。強度の浮腫は男性2人（3.1％），女性14人（4.9％），軽度の浮腫は男性21人（32.8％），女性51人（17.9％）にみられた（図3-5）。

浮腫の原因はいろいろあり，心臓病が原因の心性浮腫，腎臓病が原因の腎性浮腫，肝臓病が原因の肝性浮腫がある。この他にホルモンのアンバランスによるもの，全身または末梢（局所）組織の血液やリンパの循環障害や代謝障害によるものなどがある。また，風邪などによって短期間寝込むだけでも静脈内に血栓ができ，静脈の流れが滞って手や足が腫れることもある。また，血栓はないとしても，自律神経の調節障害によって静脈の流れが悪くなることもある。これは起立性の浮腫といわれる。正常の場合，立つことによって下半身の血管を収縮させ，逆に上半身の血管を拡げさせてスムーズな血液循環をするよう調節されているが，老人では老化現象の1つとして，自律神経の調節がうまくできなくてもこの状態が起きる。百寿者の浮腫の原因は多種で，しかもいろいろな原因が絡み合って，いちがいにつかむことはできない。心臓ポンプの働きが十分でなくなった状態を心不全というが，この場合は，右房への静脈からの環流が滞って末梢静脈に鬱血が起き，末梢組織に体液の鬱帯や貯留を起こす。この場合に肝臓の鬱血・腫大を伴うのは，肝臓から心房まで

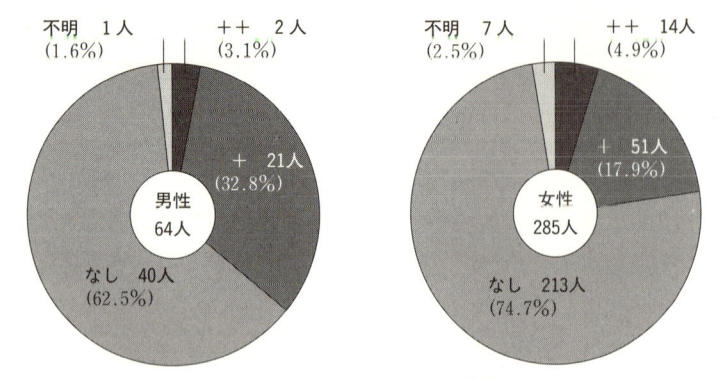

男性
- 不明 1人 (1.6%)
- ++ 2人 (3.1%)
- + 21人 (32.8%)
- なし 40人 (62.5%)
- 男性 64人

女性
- 不明 7人 (2.5%)
- ++ 14人 (4.9%)
- + 51人 (17.9%)
- なし 213人 (74.7%)
- 女性 285人

図3-5　百寿者の浮腫出現状況

数センチメートルの距離しかなく，静脈に滞った血液はすぐ肝臓に貯まることになり，血液が充満して大きく腫れ上がるためである。この状態が長く続き，慢性に鬱血しているとやがて硬くなって，肝硬変に進行していく。この肝硬変は，アルコール中毒による肝硬変と違い白色でなく，鬱血性肝硬変といい赤色に腫れ上がる。

　腎臓病の第1段階の検査は検尿である。百寿者では採尿が困難なことが多いので，タンパク尿や潜血尿を確認することはできない。したがって，採血による血清クレアチニンを測るほうが容易である。百寿者の血清クレアチニンの平均値は男性1.2±0.3mg/dℓ，女性0.9±0.5mg/dℓで，いずれも正常範囲内にある。血清クレアチニンが1.31mg/dℓ以上の異常者は男性13人（20.3%），女性18人（6.3%）に認められたが，いずれも軽度の上昇で，2.0mg/dℓ以上の要治療の異常者は1人もいなかった（表3-4）。

　血漿タンパクは，男女ともに正常の下限か正常をやや下回っている。血漿総タンパクが低下すると，膠質浸透圧が変化して組織に水分が貯留しやすくなり，浮腫を助長する。浮腫は，肝臓病や栄養失調などの代謝障害でも起こる。百寿者は栄養摂取だけでなく，吸収や代謝機能も低下しているので，アルブミンなどの有用なタンパク成分の再合成や保有能力が落ちている。したがって，百寿者の軽い

表3-4　百寿者の腎機能異常状況(血清クレアチニンによる)

	男性例数（％）	女性例数（％）
1.31mg/dℓ以上	13（20.3）	18（6.3）
正　　常	38（59.4）	172（60.4）
不　　明	13（20.3）	95（33.3）
合　　計	64（100）	285（100）
平均値±標準偏差	1.2±0.3mg/dℓ	0.9±0.5 mg/dℓ

浮腫は血液の循環障害か血漿タンパク，特に栄養タンパクといわれるアルブミン低下によるものが最も考えやすい。

通常，クレアチニンの上昇は進行した腎機能障害で起こるが，百寿者の場合，タンパク分解の亢進を考えなければならない。タンパク分解の終末産物としてクレアチニンができる。これは，諸臓器や筋肉等の退化によりタンパク分解が亢進したためである。百寿者の場合，この状態が最も考えやすく，退化現象としてのタンパク分解の亢進と考えるべきではなかろうか。これも一種の代謝障害である。

第7節　肝臓機能

腹部を触診（手指による診察）しても肝臓の辺縁は通常触れないが，触れれば腫大と考えられる。大きさ，凹凸，硬さ，辺縁の鋭さや鈍さを感知するのは腹部の触診の中でも大切な項目である。百寿者には診察を受けた経験がない人が多い。また受けていても，肝臓触診には患者が腹式呼吸をタイミング良く心得て守ってくれないとうまく感知することはできない。「大きく息を吸って……，大きく息を吐いて……」。タイミングよく命令するのが一層難しい。かえって緊張して，腹壁に力を入れてしまい，触診を不可能にする場合もある。百寿者の肝臓触診ではあてになる情報を期待できない。

採血による血清のGOT，GPT検査のほうが容易である。GOT，

表3-5 百寿者の肝機能異常状況(血清GOT, GPTによる)

	男性例数(%)	女性例数(%)	備考
異　常	0　(0)	1　(0.2)	GOT, GPTともに41以上
境界域	3　(2.4)	8　(1.4)	GOTかGPTが41以上
正　常	121(96.0)	529(92.5)	GOT, GPTともに40以下
不　明	2　(1.6)	34　(5.9)	
合　計	126(100)	572(100)	
平均値±標準偏差			
GOT(IU/ℓ)	21.3±8.9	20.0±8.3	
GPT(IU/ℓ)	12.5±8.1	10.5±5.9	

GPTともに高値を示す者は少数で,男性0人,女性1人(0.2%),GOTは57,GPTは41であった(表3-5)。肝障害というより,一種の代謝障害の傾向を示している。GOTないしGPTの軽度上昇の臨床的意義は少ない。単独にGOT, GPTが40以上の者は,男性3人(2.4%),女性8人(1.4%)であった。GOTの平均値は男性21.3±8.9IU/ℓ,女性20.0±8.31IU/ℓ,GPTは男性12.5±8.1IU/ℓ,女性10.5±5.91IU/ℓで正常範囲内にあった。

血清のHB-Vの抗原・抗体,HC-Vの抗体の測定は採血量の制限から不可能であった。なお,T細胞白血病に関連する人免疫に関わるHTLV-Iウイルスの抗体陽性者は,百寿者では27.5%と,同年代生まれ対照の41.0%に比して低く,現在九州大学の植田名誉教授と共同して研究を行っている。

第8節　麻痺があっても長生き

前期百寿者調査では,百歳になるまでに脳卒中にかかった人が1人もなかったことを『百歳の科学』[9]で述べた。後期百寿者調査では,半身麻痺ないし単麻痺は男性2人(3.1%),女性16人(5.6%)にみられた。半身が思うように動かないことを半身不随という。右ないし左半身の上肢(腕)と下肢(足)の半身が思うように動かな

くなった状態である。半身不随には，全く動かなくなった完全麻痺と少しは動く不完全麻痺とがある。麻痺の種類にはだらんとした弛緩性麻痺と，硬くつっぱって硬直した硬直性麻痺とがある。全例が弛緩性麻痺で硬直性麻痺はなかった。これらはくも膜下出血ではなく，いずれも脳卒中によるものであった。脳卒中には，脳に出血した脳出血，脳動脈の局所に血栓ができた脳血栓，心臓から血栓が流れて脳動脈に引っかかった脳塞栓とがあり，それらは問診や診察によって推測はできるが，正確な鑑別はできない。

脳神経は，脳から脊髄に至る間に脳幹部で左右交差するので，血栓などで脳の障害された部位が右脳であると左の麻痺を，左脳であると右の麻痺を起こす。脳幹部は頭蓋内であるから，当然上肢（腕や手）の神経より上である。したがって，上肢と下肢（腿や足）は同じ側の麻痺となり，片側の麻痺であるため片麻痺という。脳の運動神経中枢は，大脳の側頭葉（側頭部）にあり，下から上へ顔，上肢，下肢の順に逆立ちして存在する。したがって，障害された脳の範囲が狭いと，上肢，下肢だけの麻痺も起こりうる。これを単麻痺という。

左脳が障害されると言語中枢が左脳にあるので，右麻痺には言語障害を伴うことが多い。言語中枢には，運動性の言語中枢であるブローカー中枢と，知覚性言語中枢のウェルニッケ中枢があって脳の中の位置が異なっている。したがって，障害された部位によって言語障害の種類が異なる。ブローカー中枢は運動性言語中枢であるから，それが障害されると，ものを考えることはできるが，言葉をうまく形作ることができないため，発語できなくなる。発語とは，脳で言葉を作ることができないことを意味する。これを，運動性失語症という。失語症は，口や舌や喉頭に異常があって言葉の発音ができない発音障害とは異なる。

一方，ウェルニッケ中枢の障害では，言葉を理解することができなくなる。これを感覚性失語症という。人の声が耳から入っても意味を解することができない。この場合，ブローカー中枢が健在であ

れば発語ができるから,相手の質問と全く関係ないことを口走ることになる。この状況は,手足の運動麻痺と知覚麻痺の関係と同様に考えれば理解しやすい。

麻痺のある百寿者18人のうち,脳卒中発症年齢の明確な者は94歳と95歳,また,18人のADL総点は平均22.2点であった。18人中,在宅8人(44.4％),病院入院8人(44.4％),老人ホーム2人(11.1％)であった。在宅ケアーでは食事介護・オムツの交換・清拭が主になされていて,病院のデイケアー,老人ホームのデイサービス,病院の訪問看護を受けている者それぞれ1人があった。過去に脳卒中を患い,麻痺が残っていても十分なケアーがなされていれば百歳を迎えることができると考えられる。

第9節　「手を切り取って」

拘縮は筋肉が縮んだままの状態が長期間続き,ついに硬くなり動かなくなった状態をさす。この状態はやがて骨の変形を生じ,関節全体が固まって可動性を失う。曲がって伸びなくなった状態を屈曲拘縮という。伸展したまま一本棒になって,屈曲が不可能なものもある。関節の拘縮は,男性20人(33.3％),女性106人(37.1％)にもみられた(表3-6)。関節拘縮は,大なり小なり日常生活に支障をきたすが,大きな関節に起こるとますます不自由で,「手足を切り取ってしまいたい」と悲痛な叫びを耳にする。膝関節65人,足関節7人,股関節2人,肩関節2人,肘関節12人に拘縮がみられた。この他,広範囲の関節に拘縮がみられたのは,上肢4人,下肢5人で,これらの人々のADL総点は平均23.8点であった。

拘縮のある126人の内訳は,在宅が男性12人(60.0％),女性38人(35.8％),病院が男性4人(20.0％),女性35人(33.0％),老人ホーム入所が男性4人(20.0％),女性33人(31.1％)で(図3-6),在宅の百寿者では家族による食事,排泄等の基本的生活介護が主で,積極的な行動への処置は不可能であった。デイケアーやデイサービス

表3-6　百寿者の関節拘縮状況

	男性例数(%)	女性例数(%)
なし	41 (63.5)	175 (61.2)
あり	20 (33.3)	106 (37.1)
不明	2 (3.2)	5 (1.7)
合計	63 (100)	286 (100)

男性 20人
- 施設 4人 (20.0%)
- 病院 4人 (20.0%)
- 在宅 12人 (60.0%)

女性 106人
- 施設 33人 (31.1%)
- 在宅 38人 (35.8%)
- 病院 35人 (33.0%)

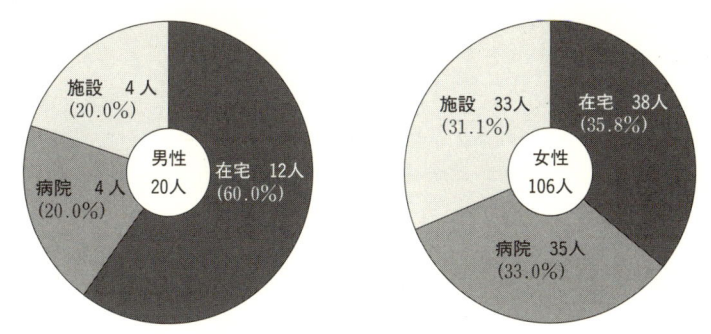

図3-6　麻痺のある人の所在地別分布

は,不元気百寿者の場合,通院・通所が不可能なため皆無であった。病院の訪問看護や在宅介護支援センターの巡回指導を受けている人々が次第に多くなってきているが,それによって拘縮の予防はできても,治療へは結びついていなかった。

第10節　不元気百歳老人と元気百寿者

百寿者には,いわゆる虚弱百寿者と健康百寿者が混在している。虚弱百歳老人には,病弱者や何らかの形で日常生活に介護が必要な要介護老人もいる。介護の程度はさまざまで,常時目が離せない人,身の回りの動作は可能であるが,1人生活がおぼつかないので手伝いが必要な人,やればできるが,やる気力がない人もいる。彼らは不元気老人というのが適当かもしれない。したがって,虚弱老人に対しては,あえて百寿者の言葉を使用せず不元気百歳老人とした。

自炊生活は可能であるが，買い物を届けてもらう程度のヘルプを得ている独居（1人暮らし）百寿者もよくみかける。これは家族ないし周辺の人々の親切行為でもあるが，それがかえって自立の妨げになってはならない。

　健康百寿者でも，身体的には多少の貧血，心筋代謝障害，心臓の弁および弁周辺組織の石灰化に伴う逆流，各種の不整脈，多少の浮腫を持っていることがわかった。心臓には弁膜症をはじめ，慢性の基質性心疾患を持っている者もあったが，概して心ポンプ機能としては代償期にあった。大動脈を中心に石灰化，繊維化が進んでいた。血圧はほぼ正常であるが変動が大きく，QOLを下げては逆効果になるので，血圧のコントロールは慎重にならざるをえなかった。肝腎機能は正常範囲内にあったが，代謝機能の低下傾向がうかがわれた。呼吸機能は肺の繊維化や肺気腫傾向にあり，肺炎の準備状態にあった。内分泌および自律神経および免疫系のコントロールが悪くなってきており，内部環境の調節も不十分と考えられた。血液の環流は必ずしもスムーズではなく，それに伴って浮腫が現れていた。

　健康百寿者の諸臓器は代償期にあり，不全期ではないが，容易に不全状態に入りうる準備状態にあった。いずれにせよ，内部環境の恒常性（ホメオスターシス）の幅は小さくなっており，介護をする人々も日常生活の逐一に，また内部環境の変化への対応により慎重にあるべきで，僅少な変化を見逃さない注意が不可欠と思われた。それらが日常生活に支障をきたしていないので，危険が迫っている場合や自覚症状がはっきりしない限り，あえて治療を薦めなかった。

第4章
百寿者の社会生活

第1節　生きがい

　国語学者の金田一氏が「沖縄方言は方言ではなく日本語と対等の独立した言葉である」といったことを記憶している。沖縄語は日本の古語であり，文法上も5段活用でなく3段活用であるといわれている。また，沖縄語は日本語とは単語の配列も異なるように思われる。日常生活や動作を表す沖縄独特の表現もあって，日本語訳ができないものもあるし，他方沖縄語では表現できないものもある。

　"生きがい"という用語は沖縄語にはない。沖縄の長老や学者をはじめ，多数の有識者に「生きがい」の沖縄語について正解を求めたが，適当な回答を得ることができなかった。長寿に関するシンポジウムで，私が司会をした時にも，フロアの出席者全員に「生きがい」を一言で表現する言葉について意見を求めたが，明確な回答は得られなかった。「生きがい」は英語においても同様で，日本独特のニュアンスを持つ言葉のようである。最近は，欧米でも「イキガイ」が英語化されて用いられている。

　住職である百寿者，田〇天〇氏が私の同じ質問に対し，しばらく考えたすえ，やおら次のように答えた。「ヌチガフーが良かろう」。「ヌチガフー」は命果報と書く。彼は「生きがい」を仏教の思想から説いたと考えられるが，非常に意味深長な言葉である。「果報」

を幸せと解するならば「命の幸せ」ということになる。彼は「ヌチガフー」は天の定め（テンヌサダミ）と答えたが，彼の職業からそう答えたのかもしれない。百歳の現段階でもお寺に常勤し，仏法を説き，特別講演などで「天の定め」や「人の徳」についてわかりやすく説話している。毎朝，母親を思って三線（さんしん）を奏で，琉球古典を謡うのを日課としている。三線は名人であるし，毎日お経をあげているだけあって響きわたる張りのある声である。「人々に徳を授けるように」と色紙などに習字を書いて人々に配っていた。「あなたの生きがいは何ですか（ウンジュヌ，ヌチガフー，ヌー，ヤイビーン）？」と質問したとする。必ず「ヌチガフー」の解説をしなければならない。抽象的内容ではピンとこないので，具体的な例を示さなければならなくなる。そうすれと，我々が求めようとしている「生きがい」とは異なった意味にとられ，正解を得るのは全く不可能であった。「あなたの生きがい」について理解力の良さそうな百寿者およびその家族に質問したところ，多くの答えが"楽しみ"と混同して答えていた。

　本人からの直接の発言ではなかったが，彼らの行動から彼らの「生きがい」を探ることができた事例としては，次のようなものがあげられる。

　安〇屋〇氏（102歳・男性）は敬虔なクリスチャンで家庭訪問して，キリスト教の伝道・布教の多忙な毎日に生きがいを感じていた。老人ホームに居ながら，竹の篭作りのサークルの指導に張り切っている比〇平〇さん（100歳・男性）もいた。また，琉歌大賞を百歳以後にも毎年受賞して，活きに燃えている真〇城〇子さん（100歳・女性）もいた。百歳になって看護婦にプロポーズした渡〇喜元〇氏（112歳・男性）は世界的に有名になった。彼の満面の笑顔から潑剌とした生きがいを感じ取った。この他，近隣の野菜作りや山羊などの世話の指導をしている人達も見かけた。

第2節　百寿者の楽しみ

　現在の楽しみについて後期百寿者349人に質問した（**表4-1**）。無回答は279人（79.9%）で，その大半は痴呆，寝たきり，全聾等で回答できる状態ではなかった。また，病院入院患者，老健施設や特別養護老人ホームへ収容されている多くの老人に，現在の楽しみを聞き出すのは酷な状況であった。

　そこで残りの70人（20.1%）から回答を得た。パーセントは無回答者を含めた349人の母集団から集計した。38人（10.9%）がテレビを観ると答えたが，男女とも相撲番組が多かった。しかし，ひいきの力士の名を上げられる者は少なかった。動きが激しく短時間で勝負がつくので，目に映る画像を追っているのがせいぜいで，うつろな目がテレビに向いているだけの者が多いことがわかる。相撲以外にはニュースが多く，欠かさず観ている者もいた。彼らの中には，世の中の情勢を十分把握しているだけではなく，自らの意見をも披露した者もいた。また，沖縄芝居の番組が待ち遠しい者もいた。

　子孫が来ると喜んで談笑するのは，聴力がある程度保たれている証拠である。楽しみとして，子孫との談話22人（6.3%），友人との談話12人（3.4%）があった。聴力が皆無でも，視力が保存されていると目で喜びをあらわす者もいた。特に聴力は，目が不自由でも音楽やラジオニュースを聴いたり，人との談話を可能にしたり，百寿者のQOLを保つのに何よりも大切な要素であると思われた。

　本人の芸を披露するにも，芸能を鑑賞して楽しむにも聴力や視力が不可欠である。沖縄の古典音楽や民謡を聴いて唄ったり踊ったりする百寿者が多かった。また，沖縄の舞踊，芝居を楽しむ者もいたが，さすがに劇場まで行く者はいなかった。すべてテレビ番組を通してであり，テレビは百寿者にとって重要な楽しみへの媒体と考えられる。

　単なる楽しみを越えて，趣味として行っているかどうか質問した。その回答は「楽しみ」の場合よりも一層少数となった。手芸が6人

表4-1 百寿者の楽しみ（生きがい）・趣味と長寿の秘訣

(対象人数349人，複数回答)

		件数	%
楽しみ（生きがい）	テレビ	38	10.9
	子や孫達との談話面会	22	6.3
	子や孫達の成長	2	0.6
	友人との談話	12	3.4
	芸能	13	3.7
	その他	15	4.3
	回答なし	279	79.9
	総例数	381	
趣味	歌謡舞踊	3	0.9
	書道	2	0.6
	読書	3	0.9
	機織り	1	0.3
	手芸	6	1.7
	庭の手入れ	5	1.4
	スポーツ	3	0.9
	闘牛	3	0.9
	旅行	3	0.9
	回答なし	322	92.3
	総例数	351	
長寿の秘訣	何でも食べる	19	5.4
	食事に気をつける	12	3.4
	体調に気をつける	12	3.4
	よく働く	14	4.0
	家族や周囲の人々に感謝する	6	1.7
	気楽に生きる	15	4.3
	信仰心	3	0.9
	天の定め	8	2.3
	特になし	5	1.4
	その他	5	1.4
	不明	278	79.7
	総例数	377	

(1.7%) あり，女性では編み物や手鞠作り，男性では竹細工があった。洋裁をしている者もいた。庭の手入れは5人 (1.4%) で，生活の惰性として草むしりをしている人は除いた。自分から積極的に庭の手入れをし，立派な盆栽を作っている者もいた。

趣味として三線，歌謡，舞踊を自ら行っている者は3人いた。琉歌をつくり，100歳以後も琉歌大賞を毎年受賞している101歳の女性もいた。スポーツ（4人）内訳は，空手（2人），ゲートボール（2人）で，毎日自分でスクーターを運転し，ゲートボール場に通っている百寿者の男性が1人いた。彼がルールを十分心得ていて，仲間

との交流ができることから競技が可能であることを意味している。闘牛は3人で，いずれも男性であった。彼らはテレビを介してではなく，闘牛場に出掛けていく人達であった。「旅行」の趣味は3人であった。この際1人で移動できるとしてもバスに乗って買い物等の用足しに出掛けるのは趣味には入れなかった。本人が積極的に外出したり，旅行を希望する人をカウントした。読書は3人で，視力が十分の人であった。盲人で点字を判読している者はいなかった。新聞を隅から隅まで毎日読む人，経済に関する書物を読む人もいた。書道は2人で，2人とも名人芸の達筆の文字を書いた。沖縄の家庭でできる芭蕉布の機織りをしている女性1人もいた。

百寿者を通して沖縄特有の民族文化，伝統芸能が生きづいている様子がうかがえた。

第3節　百寿者の語る長寿の秘訣

100歳まで長生きできた秘訣について，質問した結果をまとめた（表4-1）。楽しみや趣味の調査と同様に複数回答可となっている。これらは本人の体験からの答えが大半である。家族が回答に補足しないように事前に申し入れてあるが，家族も気になるし，興味がある質問もあるのでつい口を出されてしまう。彼らは，書物などを通して長寿に関していろいろな知識や情報を事前に得ているので，先入観が加わって百寿者の特異的な部分が薄れてしまうことがよくある。

回答で最も多いものが「好き嫌いなく何でも食べる」19人（5.4％）であった。若い頃から好き嫌いをしないように心がけた人もいたが，多くは時代にあった食事を家族と一緒に食べる，すなわち同じ釜のご飯を，同じ鍋をつついて食べるスタイルが多く，偶然にもそうなった可能性が強い。それに比して「食事に気をつける」は12人，そのなかには腹八分が多く，腹六分目という者もいた。食事時間については，時間を決めて三食きちんと食べるという者が多かっ

た。中には酒，煙草を含めて，体に良くないものを避ける，ゴーヤージュース等自家製の特製ジュースやスープ，きなこご飯等，体に良い物を積極的に食べる者もいた。「体調に気をつける」の具体的な内容は乾布摩擦，冷水摩擦，散歩等，健康増進に努力することや，風邪をひかないように外出時間を調整する，体調の悪い時は外出を見合わせる，また地域から集めた野菜や薬草，各種動植物の材料から作られた自己開発の保健薬や保健食品などを採っている健康増進への気くばりのある者，すなわち健康志向型が12人（3.4%）いた。

百寿者には，若い時から重労働を強いられた農業従事者が多い。彼らには，本人も「まめに働く」のを長寿の秘訣と考えている努力型の人が多い。しかし，働くことに徳を求め，早寝早起きをし，よく眠って，よく食べて，よく働くのは百寿者の育って生活した時代の理想的人間像であり，百寿者の特異的なものとはいいにくい。

「気楽に生きる」は15人（4.3%）であった。自ら気楽に生きたと発言する者もいるが，家族もそれを認めた者が多かった。気ままに生きるということは，自分勝手という意味にもとれる。しかし，1人暮らしの百寿者の多くは人に気兼ねをしないで生きたのであるから，むしろ自由気ままに生きた人々かもしれない。長寿の秘訣として「信仰心」をあげる人は3人，「天の定め」によって寿命は決まっていると主張する運命論者は8人いた。要するに，天のなすがままに気楽に生きた人達である。

祖先や神や天の恵みに感謝したうえで，天の定めにしたがっていると考えている者もいる。天の恵みへ感謝している者，家族や介護人に感謝している者が合計6人いた。しかし，天の恵んでくれた家族や介護人を対象と考えている者は前者と同一である。中には，それは一種の謝辞であって，家族への遠慮のニュアンスと受け取れる者もいた。それを考えると，百寿者は百寿者なりに家族や介護人への遠慮した生活があることが観察できた。この傾向は，最近の百寿者では特に多くなっているように思われる。

百寿者のライフスタイルは多様で，気楽に堂々と生きる百寿者と，

気を遣いながら小さく生きる百寿者とがあって、その人の持つ性格と置かれた環境によって、長寿の秘訣に対する考え方は個人個人まちまちと考えられる。

第4節　社会活動と傑出百寿

百歳ともなると、現実に社会活動を行っている者はきわめて少なく、ほとんどが家庭内で隠居生活を送っている。友人関係は比較的豊富と思えるが、老人どうしなので活動も行動範囲もお互いに限定されてくるために、年をとればとるほど、地域活動、老人クラブ活動、デイケアー、デイサービスを中止している者が多かった。

社会活動として、決められたスケジュールをこなしている者はいないが、実務について自分の仕事として活躍している者はいる。しかし、さすがにそれが生計の手段となっている者はいない。101歳の住職も息子に譲ったお寺の仕事を指名を受けてこなし、一方で仏法を人々に教えたり、仏教の教義・教典について、若い僧達の指導を自発的に行っている。ボランティアとしてあるいは自分の趣味として活動し、社会に役だっている者はいる。たとえば山羊の世話をしている者、手芸や竹かご作りを教えている者がこれにあたる。

これらは、むしろ傑出老人のエピソードの紹介にとどまるもので、完全に集計して報告する段階までは到達していない。今回は、社会生活調査の解析には踏みいることができなかったが、その詳細は今後発表する予定である。

いずれも、彼らの生きることへの動機づけ (incentive) が彼らの人となり (well being) をつくり、優れた老化 (well aging) や優れた死 (well dying) をもたらしたといえる。それを包括すると長寿の wellness (健康であること) を産み出したものといえる。彼らに共通するのは生きることへの強い意志 (strong will) と艱難と辛苦に耐えて生きる (volition) である。

医学的側面から "successful aging"（傑出百寿）を考えるとき、

内因的老化による minimal decline（衰退を最小にすること）を保つことが生理的老化をもたらすであろうから，これが理想的加齢というべきものであろう。その基本はfrail（虚弱）でなく，disability-free（障害のない自立）である。その基礎のうえに，財，名誉，権力といった世俗的な意味での成功や，社会心理学的側面が付加されて，傑出百寿が誕生する。この意味でも，沖縄独特の風土，社会環境，文化風俗，そして人間どうしの関わりや沖縄人の持つ人生観が沖縄の傑出百寿を形づくっているのであろう。

第5章
百寿者のADLの年次的推移

第1節　ADLとは

　ADLとは，日常活動能力を表現する用語で医学的専門用語ではない。ADLの定義と概要について長寿科学エンサイクロペーディアで次のように述べている。ADL (Activities of daily living) は，日常活動能力の程度を表す指標であり，不能 (disability) と不具 (handicap) の中間に位置づけられた評価で，1950年代から運動機能やリハビリの適応や評価に主として用いられてきた。しかし，近年この他，高齢者介護の必要性の認定にも用いられることが多くなった。1985年に米国医師会によって，ADL評価には生活機能面を重視する手引きが示され，それにしたがって数多くのADL評価法が考案されてきた。それらの中で，世界的に最も用いられてきたのは，Katz index と Barthel index である。

　Barthel は食事，起居動作，整容動作，トイレ動作，入浴，歩行，階段昇降，更衣，排尿，排便について，可・不可・部分介助の3段階で評価し，評点に比重を設けて総点を100点としている。Katz は入浴，更衣，トイレ動作，起居動作，排尿便，食事の6項目から可・不可・部分介助の3段階評点のうえ，ADLを7クラスに分類して評価している。

　それらを基本にして，生活環境や生活スタイルの異なる民族・地

域・施設では，特性に応じて独自のADL評価法が考案されている。高齢者へのADL評価法には寝たきり老人を主としたものが多かったが，活動能力の高い人に対して，これらの生活基本項目であるbased ADL (BADL) の他，行動手段に主眼をおいたinstrumental ADL (IADL) やCommunication ADL (CADL) がLawtonらによって紹介された。日本リハビリ医学会では屋内活動のADLと生活関連動作APDLを区別している。江藤らはbased ADLを，移動に関するADLmと身の回りの動作に関するADLsとに分類している。これらの判定を総得点について判定するものと個別項目ごとに判定する方法がある。ADL評価の主要目的によって評点も評価も異なる。さらに日本では，介護に対する支援の適応上，医療と介護の適応度の評価を行う目的で，第三者でも評価できるADL表が作られ，さらに地方自治体に登録の手引きとして1993年に老人保健福祉計画作成ハンドブックが発表されている。

百寿者のADLは1995年に，老人福祉開発センターが中心になって全国レベルで行われた。この調査に用いられたADL調査表（表5-1）はKatz indexを修飾したもので，井上らによって開発されたもので，我々は以後毎年，同表を用いて沖縄百寿者のADLを22年間にわたって調査してきた。同法によって行われたところに比較検討の意義があるので，後期百寿者調査でも調査法を変更しないことにした。

井上らによるADL表は11項目からなり，それぞれ5点評価となっている。それはKatzやBartel indexに準ずる7項目の身体的ADLに加えて，2項目の感覚器能力と精神的ADLからなっており，3つのカテゴリーに分けられている。

第2節　着せ替えでくの坊

百寿者のADL11項目の総平均点を求めると，男性3.7±1.5，女性2.9±1.5，男女総合3.1±1.8となり，女性で明らかに低い（表5-

表5-1 百寿者のADL（井上らによる）

食事		1.全介助	2.一部介助	3.かろうじて自分で食べる	4.自分で食べるが遅い	5.自分で普通に食べる
排泄	大便	1.失禁（おむつ使用）	2.一部介助（夜間おむつ使用）	3.かろうじて自分でする（便器使用）	4.便所に行くが時にもらす	5.自分で普通にする
	小便	1.同上	2.同上	3.同上	4.同上	5.同上
起立		1.不能	2.かなりの介助でつかまり立ち	3.かろうじて可能	4.できるが遅い	5.自分で普通に立つ
行動範囲		1.寝床の上に限られる	2.居室に限られる	3.自宅の敷地内に限られる	4.隣近所への散歩程度	5.全く普通に行動する
入浴		1.不能（清拭）	2.全介助	3.かろうじて入浴可能	4.できるが遅い	5.全く普通に入浴可能
着脱衣		1.不能	2.かなりの介助を要す	3.かろうじて可能	4.できるが遅い	5.全く普通に可能
聴力		1.全く不能	2.耳元で大きな声を出せば聞こえる	3.耳元で話せば聞こえる	4.耳元でなくても大声で話せば聞こえる	5.正常
視力		1.全く不能	2.かろうじて顔の輪郭がわかる	3.大きい活字がやっと見える	4.だいたい見えるが不完全	5.正常
意志の表示		1.全く不能	2.基本的な要求のみ可能	3.かろうじてできる程度	4.だいたいできるが不完全	5.正常
会話の理解		1.全く不能	2.まれに理解する	3.かろうじて理解	4.だいたいできるが不完全	5.正常

表5-2 百寿者のADL（平均値および標準偏差）

		食事	大便	小便	起立	行動範囲	入浴	着脱衣	小計	聴力	視力	小計	意志の表示	会話の理解	小計	総計
男性	平均値	4.2	3.8	3.8	3.5	3.0	3.2	3.4	3.7	3.2	3.7	3.5	4.2	4.2	4.2	3.7
	標準偏差	1.4	1.8	1.7	1.6	1.4	1.4	1.6	1.5	1.0	1.2	1.1	1.2	1.2	1.2	1.5
女性	平均値	3.5	2.8	2.8	2.5	2.3	2.5	2.6	2.7	2.9	3.2	3.0	3.4	3.4	3.4	2.9
	標準偏差	1.6	1.8	1.8	1.6	1.3	1.1	1.6	1.6	1.1	1.3	1.2	1.5	1.5	1.4	1.5

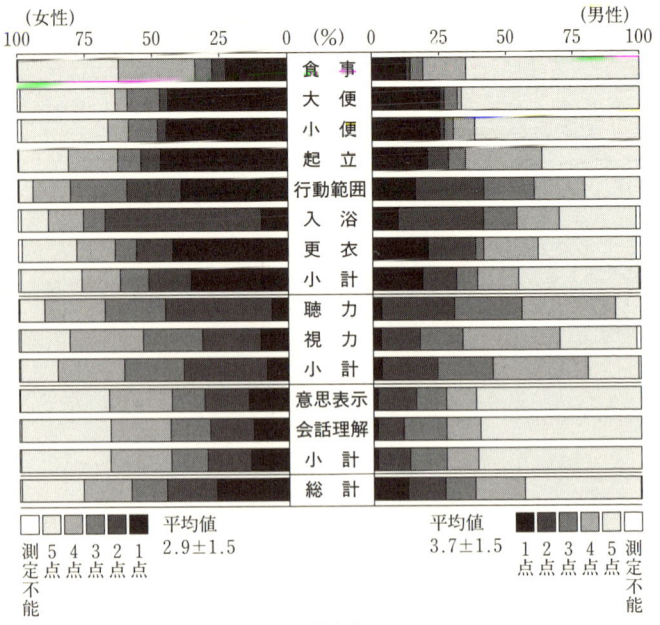

```
(女性)                          (男性)
100  75  50  25  0 (%) 0  25  50  75  100
                  食  事
                  大  便
                  小  便
                  起  立
                  行動範囲
                  入  浴
                  更  衣
                  小  計
                  聴  力
                  視  力
                  小  計
                  意思表示
                  会話理解
                  小  計
                  総  計

□■■■■■ 平均値           平均値 ■■■■■□
 測 5 4 3 2 1点 2.9±1.5    3.7±1.5   1 2 3 4 5点 測
 定 点点点点                          点点点点点 定
 不                                             不
 能                                             能
```

図5-1 百寿者のADL

2)。これらを身体的ADL,感覚的機能,知的ADLのカテゴリー別に分けて,ADL集計を示した（図5-1）。食事,大便,小便,起立,行動範囲,入浴,更衣の7項目の身体的ADLでは平均点が男性3.7±1.5,女性2.7±1.6,この場合も女性のほうが低い。

食事摂取状況については,男性65.1％が独自で可能であり,女性の37.4％を大きく上回った。食事を完全に口に運んで食べさせてもらっている完全介助（5点）は男性12.7％,女性22.4％であり,平均値が男性4.2に比して,女性3.5で低いのはそれを反映している。

大便の排泄処理については,男性の66.7％が独自にトイレで排便しているが,女性では35.3％で明らかに低い。この場合の判定には移動能力のニュアンスも加わってしまうので,便器使用による排泄まで含めて排便能力を評価すると,自分で排便可能は男性73％,女

性52％，逆の完全オムツ排便は男性25.4％，女性44.1％であった。平均点は男性3.8，女性2.8で，この場合も同様に女性が低かった。

排尿については独自にトイレ排尿ができるのは男性61.9％，女性32.2％，尿器使用を含めた排尿可能をも含めると，自由排尿可能は男性73％，女性50％であった。夜間の失禁は男性1.6％，女性3.1％であった。完全失禁でオムツを用いているのは男性25.4％，女性44.8％であった。平均点も男性3.8点，女性2.8点で明らかに女性で要介助が多かった。

衣類の更衣に関しては，自力可能な男性36.5％，女性20.3％で，他のADL項目に比して介助が必要な者が多かったが，完全着せ替えは男性20.6％，女性42.7％，平均点は男性3.4，女性2.7であった。

これらの身の回りの動作が不可能な者は，男性では食事12.7％，大便25.4％，小便25.4％，更衣20.6％に該当し約20〜26％，女性では食事22.4％，大便の44.1％，小便の44.8％，更衣の42.7％がこれに該当し，約40％を占めていることがわかった。一方これらの基本的ADLからみた自由生活百寿者は，食事で65.1％，大便66.7％，小便61.9％，更衣36.5％で約60％，女性で食事37.4％，大便35.3％，小便32.2％，更衣20.3％で約30〜37％であった。

第3節　外国旅行する百寿者

身体的ADLのうち，移動を要する行動について集計した。ベッドからの立ち上がりが自由にできる者は男性36.5％，女性18.5％であった。一方，完全ベッド生活の寝たきり者は男性20.6％，女性46.9％，起立能力の平均点は男性3.5，女性2.5で，この場合も女性で明らかに低かった。

ベッドからの移動の行動範囲について調べてみた。「オバーはホーヤホーヤしている」。沖縄方言でハイハイのことをホーヤホーヤという。女性に多いが，家の中の移動は，ハイハイで結構間にあっている。ハイハイのまま庭に出る男性もいた。このようなハイハイ

から毎日の近所や公園の散歩をする者、さらには外国旅行をする者まで、行動範囲の差は幅広かった。結局、独自に移動歩行できる者は、男性20.6％、女性5.2％を占めた。

移動能力が比較的高い者として、付き添いもなく1人で具志川から那覇までバスで来て用事をしたり、友人宅や親戚を訪問したりするオバーもいた。また、村で山羊の世話の指導をしているオジーもいた。自分でスクーターに乗り、毎日ゲートボールに駆けつけるオジーもいた。また現役で、葬式や法事の仕事を分刻みでこなしている住職は、再三NHKののど自慢に合格した。鐘を鳴らし、東京でテレビの正月番組に出演したり、また講演会での講話を得意とした。1998年6月には九州農村医学会で彼の特別講演「ヌチガフー」を実施した。これは百歳で世界旅行をした看護婦で、大学で講義をしていた米国の百歳女性の報告を思い浮かべさせる出来事である。

入浴に関しては自立入浴は男性28.6％、女性10.1％、ベッド上清拭は男性9.5％、女性9.8％、それに全介助を含めるとスコア1と2の合計は男性40％以上、女性60％以上になっている。平均点は男性3.2、女性2.5、ADL項目別では身体的ADLの項目のうちで入浴が最も低い値であった。

身体的ADLを総合した平均点が3.0をきっているのは、いずれも女性で、身の回りの動作で排便の他、起立、更衣であった。

百寿者の身体的ADLを総合的に集計すると完全自立できるスコア5も高く、男性の食事と排便が60％を超え、女性でも食事と排便が35％を超えている。つまり、百寿者の身の回りのADLは比較的高い人が多い。しかし、概して百寿者はADLの良いと同時に悪い者も多く、両極端に偏っている傾向が見られる。

第4節　わめいているオバー

知能レベルならびに脳活動として、自らの意志を表示する能力と相手の言葉を理解する能力について、認知能力として評価した。両

方合計すると男性4.2±1.2，女性3.4±1.4で比較的良好であった。意志表示と会話理解ともにスコア5が男性で60％，女性でも30％を超えていた。特に男性で精神的ADLが高い者が多かった。

一方，理解力が全く失われた百寿者は男性1.6％，女性12.9％であった。中には，常時何の理由もなくわめいたり，介護人に噛みついたりするオバーもいた。聴力の低下で聞こえないのか，理解できないのか判定が難しかった。しかも方言しか使用できない者が多く，通訳を介しての診査はよけいに困難をきたした。さらに視力も低下している者も多く，文字でのコミュニケーションにも困難をきたした。

意志表示は問いかけを必要としないので，自発的な発言を待って判定することもあった。意志表示，会話能力ともに全く失われた得点1.0以下の完全な痴呆は男性1人（1.6％），女性29人（10.2％）であった。しかし，我々の調査対象は，free livingの在宅百寿者に偏っており，百寿者全般を表していないことに考慮しなければならない。

第5節　百寿者の視力と聴力

人の感覚は，視覚，聴覚，触覚，味覚，嗅覚が主で，それらを合わせて五感という。痛覚や温冷覚は皮膚の感覚の一部なので触覚の一異型と考えられる。また，平衡感覚は内耳の一機能なので，聴覚の一異型と考えられるので，人間の感覚器は大きく五感といってもさしつかえない。五感は人間にとっていずれも大切であるが，周辺環境からの情報の察知と，人とのコミュニケーションをスムーズにするためには視覚と聴覚は特に大切である。したがって，眼科，耳鼻科的に機械的にチェックするだけでなく，用具や音叉を用いて半定量的ではあるが，見たり聞いたりしたうえ，それを確認できるかどうかによって視・聴能力として評価することを試みた。

視・聴能力をあわせて総計を求めると，男性百寿者3.5±1.1，女

性百寿者3.0±1.2で，ここでも女性のほうがやや低下傾向が大きい。

視力は，新聞の文字が確認できる程度（5点）が男女百寿者ともに9.5%，全盲（1点）が男性3.2%，女性5.9%，平均点は男性3.7，女性3.2であった。

聴力は，普通に音声が聞き取れる（5点）が男性28.6%，女性18.2%であった。また，全聾が男性3.2%，女性で10.1%，聴能力の平均点は男性3.2，女性が2.9であった。しかし，総体的には感覚器能力に関しては，男女の有意差が認められなかった。

第6節　増える施設百寿者

ADL年代変化調査の対象者はいずれも沖縄県在住の百寿者で，1970年代（1976～1980年）までに調査した43人，1980年代（1986～1988年）99人，1990年代（1992～1994年）109人である。データの対象は初回調査時のもので，再診時点のデータは含まれていない。調査対象とする場合には，本人ならびに家族の同意をもって行ったので，対象が偏る懸念を生じたが，同時点における全沖縄の百寿者の在宅・施設在住の分布割合と，対象とされた群の所在の分布割合の間に有意差がみられないことから，同年代を代表するものと考えられた（表5-3）。

調査方法は本章第1節で述べた。本調査表は，井上らによって作られたもので11項目（食事，排尿，排便，入浴，起立，行動範囲，衣類着脱，視力，聴力，意志表示，会話の理解）からなるADL表である。これは昭和50年の老人福祉開発センターの長寿者の総合的研究班によって，当時の日本全国の百寿者を対象に多施設で調査した際に用いられた。

ADLの評価は5点法によるもので，調査班の直接観察によって行われた（表5-1）。本法は簡便で標準化されやすく，日本では広く高齢者のADL評価に用いられている。したがって，地域比較や時代比較に適していると考えられるので，我々は沖縄百寿者調査につ

表5-3 百寿者の所在分布（％）

（　）実数

	全沖縄		対象	
	在宅	施設	在宅	施設
1970年代 (1976〜1978)	90.2 (55)	9.8 (6)	93.0* (40)*	7.0* (3)*
1980年代 (1986〜1988)	79.7 (177)	20.3 (45)	66.7 (66)	33.3 (33)
1990年代 (1992〜1994)	72.7 (344)	27.3 (129)	65.1 (71)	34.9 (38)

＊：1976〜1980年

いて1976年の調査スタート時点から1994年に至る今日まで，全く同一の表を用い，しかも同一のチームによってADLを記録した。したがって，調査法の標準化は当然ながら行われている。この点が統計比較において特に重要な点である。

統計処理は，各年度群間についてはstudent's-t検定を，3群間の因子間変動については分散分析法を用いてF検定を行った。

対象者の在宅・施設の在住状況の内訳は，1970年代は在宅40人，施設3人，1980年代では在宅66人，施設33人，1990年代では在宅71人，施設38人であり，施設収容者率はそれぞれ7％，33％，35％と着実に増える傾向がみられた。

第7節　着々と悪化するADL

ADL11項目の総計値は，各項目が5点満点であるから，全点数を加えた総和の最高点は55点となり，項目別に重みをつける傾斜配点はしていない。その結果，1970年代44.6±10.5，1980年代36.0±13.1，1990年代33.9±14.0であった。1970年代に比して，1980年代および1990年代はともに有意に低下していることがわかる（図5-2）。1980年代と1990年代は調査年度が接近しているために，低下傾向はあるものの有意差を算出できなかった。

この結果は，我々の調査での印象が科学的に証明されたことにな

図5-2 百寿者年代別ADL総計値比較

1970年代 n=43
1980年代 n=99
1990年代 n=109

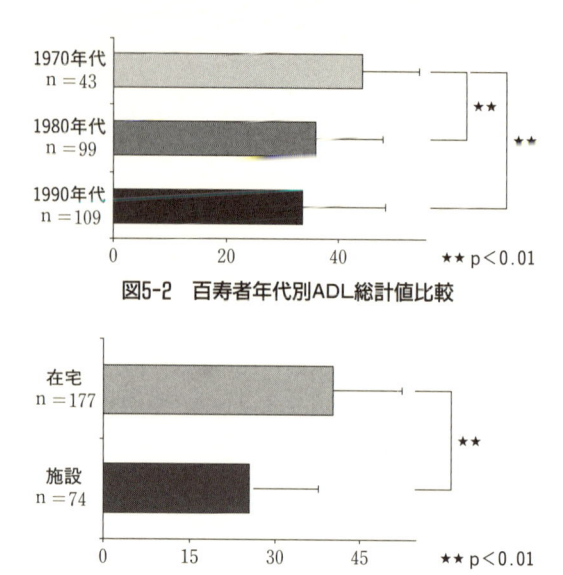

★★ p<0.01

図5-3 百寿者所在別ADL総計値比較

在宅 n=177
施設 n=74

★★ p<0.01

る。わずか20年の間に，おしなべて百寿者の質が全く変貌してしまったのである。最近，百寿者に関する研究発表が臨床医学的，病理学的，社会学的，制度面，実務の面でも頻繁にみられるようになった。しかし，その内容が実にまちまちである。それは対象の百寿者の質が異なっているため，いかなる百寿者について発表しているかを明らかにしなければ比較できないことに注意を喚起したい。

第8節　在宅百寿者は合格点，施設百寿者は落第点

年代を考慮せずに，1970，1980，1990年代のすべての対象全例について合計し，在宅・施設百寿者とに分けてADLの総計値を比較してみたところ，在宅百寿者は41.0 ± 11.7で，施設百寿者の25.9 ± 12.0の値より明らかに高値であった（図5-3）。

満点の55点を100点として計算すると，在宅百寿者は74.5点，施

図5-4　在宅百寿者年代別総計値比較

★ p<0.05

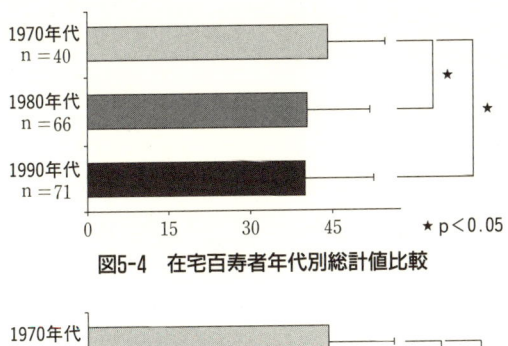

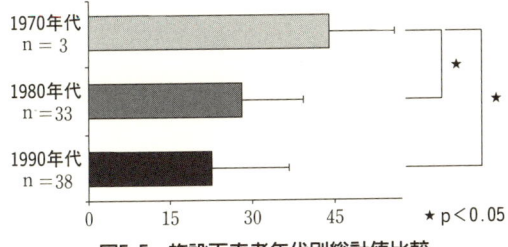

図5-5　施設百寿者年代別総計値比較

★ p<0.05

設百寿者は47.1点に相当する。つまり，在宅百寿者では一応の合格点ではあるが，施設百寿者では落第点である。在宅百寿者の得点に対して施設百寿者の比を求めると63.3であるから，施設百寿者は在宅百寿者に比して生活能力が約3分の1低下していることになる。老人ホーム入所者，老健施設入所者，長期療養型病院（老人病院）の入院患者のADLの低いのは当然で，前期百寿者の調査でも同様であった。

第9節　安定した在宅百寿者

　在宅・施設百寿群に分けて，年代別のADL総計値の推移を検討した（図5-4）。在宅百寿者についてみると，1970年代は44.6±10.0で，満点の55点を100点とすると，81.1点と高得点をマークした。1980年代には総得点40.1±11.5で，100点満点では72.9点で，約8

点低下した。1990年代の総点は39.9±12.1を記録し，100点満点で72.5点で，1990年代は1980年代とほとんど同じであった。低下度を調べてみると1970年代に比して1980年代は10.1％，1990年代は10.5％で，統計学的には1970～1980年代間と1970～1990年代間に有意差があったが，有意程度はいずれも低かった。1980年と1990年間では全く差がなかった。ちなみに，1970～90年代の全調査年間の全体にわたるADLの総点は41.0点であった。

在宅百寿者でも，1970～1980年代にかけてADLの低下があった。1990年代に低下がなくなったのは，1990年代には老人ホーム，老健施設の新設・増設により，在宅で要介護の百寿者が施設に収容されたためと考えられる。これは一般老人でも同じで，在宅老人は主として元気老人であって介護を要する程度が少なく，今後在宅老人への介護の負担はこの程度が頭打ちかと考えられる。

施設百寿者では，ADLの総点は1970年代には44.7±9.6で，同年代の在宅百寿者の総点の44.6を0.1を上回って，在宅・施設百寿者の間に遜色なかった。これは百点満点では81点に相当する。1980年代になると，大幅に低下して28.0±11.5を記録した。これは，100点満点では51点に相当する。1990年代にはさらに下がって22.7±14.7となった。これは100点満点では41点に相当する。

同年代の，在宅百寿者に対する施設百寿者のADLレベルは1970年代には差がなかったが，1980年代では100：69.8，1990年代では100：56.9と差が一層広がった。

施設百寿者のADLの低下を，1970年代を100として低下レベルを求めると，1980年代は62.6％で40％低下し，1990年代は50.8％で生活能力が半減した。これは在宅百寿者の1980年代の90.4％，1990年代の89.5％より明らかに低下していた。統計学的には，施設・在宅百寿者を合計した全百寿者の場合と同様に1970－1980年代間，1970－1990年代間で有意な低下がみられた（**図5-5**）。これは，百寿者全体のADLの低下の大半を施設百寿者が負っていることによる。

この傾向は，施設百寿者だけではなく一般施設老人にもいえるこ

とであり，施設老人では介護に一層手間がかかるようになったことがわかる。この傾向は今後も続くとすれば，施設老人の行く末には暗然としたものがある。

第10節　ベッド上生活から完全寝たきりへ

　井上らによって開発されたADL表は，身体的な生活能力項目と知的生活能力項目とに大別されるが，社会生活を営んでいる人間にとって，コミュニケーションは身体的・精神的活動にとってきわめて重要な手段である。そこで，コミュニケーションの手段として重要な視力と聴力を選んで感覚器能力として独立させ，身体的・精神的ADL，ならびに感覚器能力（視聴覚）として3カテゴリー別に集計してADLの解析を試みた。

　KatzやBartelらによるADLの基礎項目は，井上らのADL表とほとんど同じで，井上式ADLの1～7の項目は身体的ADLである。そこで食事・排便・排尿・更衣・入浴・起立・行動範囲の7項目の総点について，在宅・施設百寿者別の年次推移を比較検討した（図5-6）。

　在宅・施設百寿者を合計した全百寿者では，身体的ADLの7項目すべて1970～80年代間，1970～90年代間で低下しており，分散分析法では入浴を除く6項目で低下が有意であった。

　在宅百寿者についても身体的ADLの7項目を総点でみると，在宅百寿者では1970，1980，1990年代間で多少の低下傾向はあるものの有意差はなかった（図5-6）。個別の項目については，排便と排尿が有意に低下した以外には有意差は認められなかった（表5-4）。

　それに比して施設百寿者では，1970年代と1980年代間，1970年代と1990年代間に有意な低下があった（図5-6）。1980年と1990年代間では低下はあるものの有意差はなかった。個別の項目については，食事摂取は1990年代で明らかに低下し，排便は1980～90年代間で低下，排尿は1990年代で低下，起立も1990年代で低下，更衣は

表5-4　在宅百寿者のADL年代別平均値

	70年代(n＝40)	80年代(n＝66)	90年代(n＝71)	有意差 (分散分析法による)
食　事	4.6±0.96	4.2±1.24	4.2±1.28	
大　便	4.4±1.27	4.1±1.44	3.8±1.60 #	
小　便	4.4±1.27	4±1.44	3.7±1.56 #	
起　立	3.6±1.69	3.5±1.62	3.5±1.47	
行動範囲	3.4±1.29	3.1±1.24	3±1.32	
入　浴	3.3± 1.7	3.1±1.34	3.2±1.44	
着脱衣	3.9±1.61	3.3±1.51	3.3±1.71	
聴　力	3.7±1.12	3.3±1.18	3.2±1.05	
視　力	4±1.39	3.6±1.31	3.8±0.97 #	
意志の表示	4.6±0.84	4±1.18 ＊＊	4.1±1.27 ##	＊
会話の理解	4.7±0.69	4.1±1.12 ＊＊	4.1±1.14 ##	＊＊

＊：1970年代と1980年代　　＊ , #　はp＜0.05
#：1970年代と1980年代　　＊＊, ##　はp＜00.1

表5-5　施設百寿者のADL年代別平均値

	70年代(n＝3)	80年代(n＝33)	90年代(n＝38)	有意差 (分散分析法による)
食　事	5±0	3.3±1.64	2.7±1.61 #	＊
大　便	4.3±1.15	2.2±1.65 ＊	1.6±1.20 ##	＊＊
小　便	4.3±1.15	2.3±1.74	1.6±1.22 ##	＊＊
起　立	3.7±1.53	2.1±1.52	1.6±1.06 ##	＊
行動範囲	3±2	1.9±1.32	1.4±0.63	＊
入　浴	3±2	2.1±0.96	2±0.46	＊＊
着脱衣	4.7±0.58	2±1.40 ＊	1.6±0.98 ##	
聴　力	3.3±1.53	2.8±1.12	2.5±1.11	
視　力	4±1.73	2.7±1.28	2.8±1.29	
意志の表示	4.7±0.58	3.4±1.40	2.5±1.47 #, ※	＊＊
会話の理解	4.7±0.58	3.3±1.46 ※	2.5±1.43 #, ※	＊

＊：1970年代と1980年代　　＊ , #　はp＜0.05
#：1970年代と1980年代　　＊＊, ##　はp＜00.1
※：1980年代と1990年代

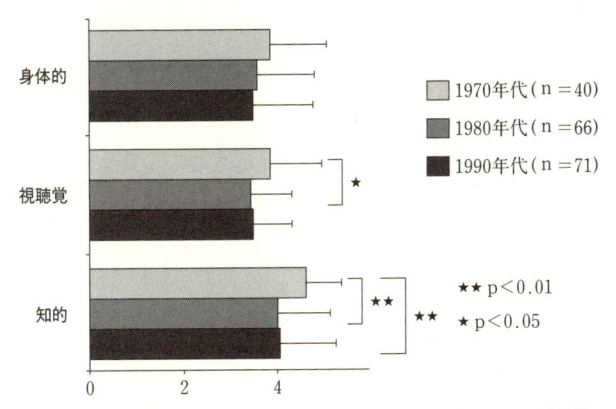

図5-6 在宅百寿者ADLの年代別身体的，視聴覚，知的カテゴリー別平均値比較

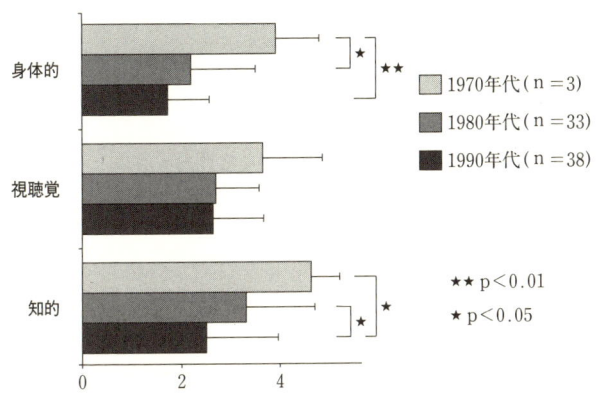

図5-7 施設百寿者ADLの年代別身体的，視聴覚，知的カテゴリー別平均値比較

1980〜90年代で低下がみられた（表5-5）。排尿，排便，起立，行動，更衣の低下は著しく，完全寝たきり，1点台になっている。食事と更衣はかろうじてできる者もいるが，これから施設百寿者のイメージはベッド上の生活と想定される。なお分散分析法による解析では食事，排便，排尿，起立，行動，入浴の項目で，年代間の低下傾向が有意であった。

それが，そのまま在宅・施設を含めた全百寿者の身体的ADLの

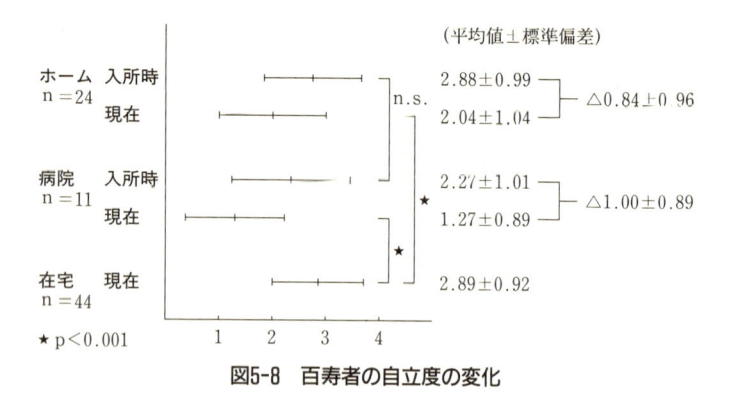

```
                                    （平均値±標準偏差）
ホーム   入所時                    2.88±0.99
n=24    現在              n.s.    2.04±1.04   △0.84±0.96

病院    入所時                     2.27±1.01
n=11    現在              ★       1.27±0.89   △1.00±0.89

在宅    現在              ★
n=44                              2.89±0.92

★ p<0.001     1  2  3  4
```

図5-8　百寿者の自立度の変化

全項目に反映していた。すなわちstudent's-t検定では全項目で1970，80，90年代の年代間に有意差があり，分散分析によれば入浴を除く他の6項目で年代間に低下傾向が証明された。

身体的ADLについて総覧してみると，在宅百寿者ではほとんど変化がなかったが，施設百寿者のADLは著明に低下してベッド上生活，ひいては寝たきり百寿者が明らかに多くなったことがわかった。

第11節　寝たきり百寿者をつくる施設

元気百寿者でも入院入所させると，急速に寝たきり老人になる。野原は，沖縄百寿者の介護状況とADLの変化について研究発表した。これは1994年を終点としてADLをチェックし，それぞれの百寿者の入所時のADLと比較した。それによると，在宅百寿者のADLは調査時点で2.89±0.92であるのに比し，老人病院は入院百寿者では1.27±0.89で，3.4年で1.00低下し，老人ホームの入所者では2.04±1.04で，6.6年で0.84低下した（図5-7）。

データから考えると，在宅ではほとんど変化がないが，老人ホームでは入所によって明らかにADLが低下する。入院の場合は，病気によって大いに修飾されたことはいうまでもないが，病気の因子

を除外しても老人ホームにもまして大きな下降線をたどっている。したがって，老人特に超高齢者のケアーは在宅が最も好ましい。

第12節　知的ADL

　百寿者の知的ADLについてみると，在宅百寿者では総点が1970—1980年代間，1970—1990年代間のみならず，1980—1990年代間でも有意差がみられた（**表5-4**）。

　在宅百寿者の身体的ADLでは，年代間の有意低下はなかったが，知的ADLでは明らかに低下していた。在宅百寿者の総点は1970—1980年代間と1970年代と1990年代間で有意な低下がみられた（**図5-6**）。個別の項目の意志表示，会話の理解についてみても，ともに1970—1980年代間，1970—1990年代間に有意差がみられた。有意差は，0.01以下と高かった（**表5-4**）。

　知的ADLは，施設百寿者のみならず，在宅百寿者でも低下が明らかであった。したがって，百寿者の施設利用率を高める第一の要因は，知的ADLより身体的ADLの低下によるものと考えられる。なお，1980，1990年代間で低下傾向はあるものの，有意な低下となっていないのは身体的ADLと同じ傾向であった。これは1990年代の調査が1980年代と接近していたためと考えられる。1990年代後半になれば，より低下が進み有意差を生ずる可能性がある。

　稲垣らは，1990年代の名古屋の老人施設における百寿者の痴呆出現率を66.7％と報告している。また本間らは，東京の百寿者調査で1987〜1989年の痴呆の出現率は62.9％，痴呆の全くない者が男性54％，女性25.8％と報告している。なお，それらは老人福祉施設入所者と在宅百寿者を含めて算出したものである。

　我々の調査では，知的能力の低下は施設・在宅百寿者ともに認められたが，在宅百寿者で特に著明な低下が認められた。これは，身体的ADLの低下は施設収容が高いこと，また身体的活動能力が保全されていると，現状ではたとえ痴呆であっても，痴呆性老人の施

設が不足していること，さらに痴呆性老人の施設介護への社会通念が低いことから，家庭介護に頼っている現状を示しているといえる。

第13節　視力と聴力

　感覚器能力は，前述のように人間どうしのコミュニケーションには大切な臓器である。そこで，ここでは視聴覚についてのみ集計した。

　在宅百寿者について視聴能力の総点でみると，1970，1980年代間では有意低下があったが，1970，1990年代間では低下傾向があるものの有意差がなかった（図5-6）。個別項目についてみると，視能力のみが1970—1990年代間に有意差があった（表5-4）。1980年代で有意差が出ないのは同年代のバラツキが大きいためである。

　一方，施設百寿者では年代間に低下傾向があるものの有意差はなかった（図5-6）。個別項目を表5-5に示したが，総点と同じく有意低下は証明できなかった。

　結局，視・聴能力で代表される感覚器能力の低下は，身体的および知的ADLに比して著明ではない。しかし，聴能力だけが在宅百寿者群で有意に低下した。

　百寿者では視能力より聴能力の低下が目立った。人と人とのコミュニケーションには視能力が大切である。視能力も生活には不可欠であるが，特に聴能力が保たれていれば周囲からの刺激を受けることができる。日常の生活のみならず音楽などを楽しむこともできるので，生活の質を高く保つことができる。聴能力の低下により，周囲から疎遠になることが痴呆にもつながるし，痴呆の最大の原因になっていることに注目していかなければならない。

第14節　ピンからキリまである百寿者

　百寿者には長寿の遺伝的素因が関係していることが証明されてお

り，それを科学的に表現しているとみられる HLA-DR パターンによって2群に分類した。疾患回避的な遺伝因子を持つ百寿者をエリート群，疾患発症性遺伝子を持つ非エリート群に分類し，両グループ間の ADL スコアを調べたが統計学的に有意差はみられなかった。しかし，遺伝的な背景因子を持つか否か，すなわちエリート群か非エリート群かによって調査発表の内容や結果を大きく作用することもあろう。詳細は百寿者の遺伝の章で述べる。

地域比較調査研究には一層大きなバイアスがかかる。診断基準，テスト法，テスト結果判定の標準化も難しい。知的機能評価に関しても，担当医のレベルで異なった結果となる。我々は精神医学的な詳細なチェックを行っていないので，他地域の百寿者との詳細な比較はできない。また，同一基準で求めたデータであっても時代とともに大きく異なるし，また施設・在宅百寿者では ADL の異常出現率が大きく異なることが証明された。したがって，時代や住所や生活背景をも十分統一しない限り，地域比較は困難と考えられる。

百寿者にはかくしゃく百寿者から寝たきり老人まで，バラエティに富んでいる。そこで，百寿者の研究では百寿者を均一に考えるのは危険である。百寿者報告では，たとえ医生物学的研究でも百寿者の生存状況や百寿の質を付記する必要があろう。

かつての百寿者群には，遺伝的エリート集団の感があった。しかし最近では，それらは百寿者のごく一部を占めるにすぎず，むしろ大半の百寿者は一般の老化の延長線上にあり，病的老化で修飾された一般老人である。したがって，一般老人でもケアーが適切，かつ十分であれば百寿が得られると考えられる。

また一方，Vital sign が低下した状況での百寿者のデータは，本来の生理的百寿現象が，大幅に病的に修飾されていることを考慮しなければならない。さらに，今後の健康百寿現象の解明には，必要な百寿の生存条件を論ずるに加えて，百寿の社会的価値観をも含めて，百寿の生活の質を考えていきたいものである。

第6章
傑出長寿と活動性生存

第1節　長寿村を決めるには

　日本の国勢調査は世界一正確といわれている。最新の国勢調査は1995年に行われた。それを利用すると，人口に関する各種データの地域比較ができる。

　日本の平均余命の延長は目覚ましく，1995年には男性76.70歳，女性83.32歳，特に沖縄は高く，男性77.22歳，女性85.08歳となっている。沖縄の百寿者人口も，1975年の26人が1995年には266人で，20年間に10.20倍となっている。この間，65歳以上人口は3倍になったに過ぎない。1997年の人口10万対百寿率は沖縄24.55人，日本本土6.75人で，これまた日本本土を大きく引き離している。

　しかし，沖縄県の寝たきりおよび痴呆性老人率は高く，沖縄県の調査でも1994年にそれぞれ8,590人，8,444人を記録し，他府県を上回っている。しかし，寝たきり老人，痴呆性老人ともに後期高齢者ほど急速に多くなっていることを考えると，沖縄は後期高齢者が多いので，超高齢化社会を迎えている沖縄では当然と考えられる。

　沖縄では特定地域を長寿地域として発表している松崎らの研究があるが，県内の長寿村探しのように，狭い地域での比較は一層危険である。人口補正の他に，母集団数の問題もある。人口10万対で論ずると，1,000人程度の母集団であれば1人の統計上の重みが100倍

になってしまう。たとえば1人の百寿者がいれば百寿者は100になるし、0人であれば1人の差によって一気に0になる。さらに大切なことは、長寿の定義の問題である。長寿村や長寿地域を論ずる時、長寿でなく、寝たきりや痴呆をも含めた単なる長命者をカウントしている可能性が考えられる。長寿地域と宣言するには、WHOがいうように長命地域ではなく長寿地域でなければならない。そのためには、地域別に disability-free rate を求める縦断的研究が必要となる。

第2節　傑出長寿にあやかる

　沖縄にはチョーミーという言葉がある。チョーミーは長命、つまり長生きのことである。しかし、長生きといえば一般には長寿者を指している。

　国語辞典では「長寿」とは「平均寿命より長生きすること」と定義し、「長生き」と同義語となっている。しかし、長寿は命を長らえることを意味するだけではない。長生きしたことを言祝ぐのであるから、めでたい長生きでなければならない。かくしゃく百寿者はその代表である。しかし、今日、かくしゃく百寿者の存在よりも、あまりにも多い寝たきり百歳老人でうすめられている感が強い。寝たきりや痴呆百歳は、ケアーする側からするとむしろ厄介者の対象であり、「百歳は厄介者」「百歳は善し悪しだ」というような声があちこちから聞かれるようになった。

　長寿にあやかりたいが、寝たきりにはあやかりたくないものである。そこで、長寿者は少なくとも厄介者ではない長命者、障害のない長命者 (disability free)、できれば自立長命者 (independent) でありたい。逆に dependent は人に頼って、人に依存して生きているので、要介護者になる。さらに求めるならば、成功長寿者 (successful) でありたい。特に秀でている人であれば、傑出長寿者ということになる。

　1985年から「傑出長寿の人となりの研究」を静岡大学の内薗教授

とともに行って、日本の傑出長寿者に関する本を出版した。その際、日本の傑出長寿者に挙がった者は数百人に及んだが、傑出長寿の定義に討議が紛糾して結論がでなかった。結局、研究対象の範囲を平均寿命以上で、できれば90歳以上で各界の業績に秀でていて、著書も多数ある人とし、班員が各自で判断して調査にあたった。

担当班員は事前の調査から、インタビューの手配、進行まで担当するので、取材の苦労はなみたいていではなかった。それは我々にとっても素晴らしい経験であったし、それで長寿にあやかることになったと思われる。傑出長寿者の内容の詳細が載っている『日本の傑出長寿者』の熟読を薦める。

第3節　障害と病気の違い

Disability とは「物事をする能力のないこと」、つまり一種の障害である。手足の切断や失明等のような災害や事故によって起こる障害は理解しやすいが、病気によって発生する障害もある。この場合は、どこまでが病気でどこまでが障害であるか線引きが難しい。

障害には、主に身体障害と精神障害がある。身体障害は、障害が不治で固定しているものが多い。たとえば、手足の切断、失明、内臓障害では人工肛門や人工の心臓弁やペースメーカーの植え込みなどがある。これらは病気とは異なる。病気の場合は、治療によって回復する可能性が高い。さらに身体障害を認定する医師でさえ、障害と病気を混同している人が多いため、身体障害者に該当しない申請書類を提出し、社会福祉協議会の身体障害者認定委員会の手を煩わせることが多々ある。

老人の障害 (disability) の場合は、事故等によって起こる障害は少ない。脳卒中の後遺症、無為による寝たきり、痴呆でもはや自立して生活ができなくなり、介護してもらう者が多い。これらは生活に対するサービスであるから、看護ではなく介護として区別される。つまり、医療サービスではなく福祉サービスに属する。福祉サービ

スを得るための施設が老人ホームで，病気の治療のための施設が病院である。病気は治療が終了すれば退院し，急性疾患であればすぐに社会復帰できるであろう。しかし，慢性疾患，ましてや脳卒中等になると退院の翌日から仕事に戻るわけにはいくまい。

病気の治療の一環としてリハビリがある。リハビリには身体リハビリと職業リハビリ等があって，正常な生活に戻るための一種の訓練であるから，リハビリは医療と福祉の狭間にある領域である。脳卒中等の場合は，病院からいったんリハビリ施設に行く。老人であれば老健施設に行って数カ月で社会復帰の準備をする。不幸にも，不可逆な障害を残したままになると，介護が必要となり老人ホーム等の福祉施設に転移しなければならないし，面倒をみることができる家族介護人がいれば在宅介護の状況となる。

第4節　活動性余命を高く

「人は何歳まで生きられるか」が問題になるのではなく，「人は何歳まで障害なしで生きられるか (disability free)」「人は何歳まで活動的に生きられるか」が問題になる。つまり，活動性余命を高くすることが問題となる。長寿村を宣言するからには，平均余命（寿命）が高いのではなく，活動性平均余命 (active life expectancy) が高くなければならない。

現在，活動性余命の世界的な算出基準は完成していない。活動性余命と題した国際シンポジウムが，WHOの主催で，1995年に仙台で行われた。その後も，世界各地で国際研究や発表が行われている。活動性余命に関しては，30以上の世界の諸国からの報告がみられているが，障害の定義・重度に関して国際的基準が統一されていない。活動性余命の算出法として Sullivan 法，double decrement 法や multi life table analysis 等がある。いずれの活動性余命の算出法も，理論的には死亡率と発症率の組合せで求められる。その中で最もよく用いられているのが Sullivan 法であるが，それも具体的な

方式が示されていない。Mathersは，multi state life table analysisは費用と時間の面で実行しにくい面があり，それに対しSullivan法は，障害の急激な変化への対応には困難を感ずるが，安定した人口構成地域でのモニタリングに有効であるので推奨されている。それでも，現在なお世界的に比較指標の算出法も統一されていないので，国際比較や地域比較は困難である。

活動性余命は，障害のない余命とか自立余命ともいわれる。また，特定の疾患を回避できたことを対象に求める余命指標もある。たとえばフランス学派が主流となって研究している dementia free の余命がそれである。

第5節　寝たきり老人と痴呆性老人の判定

寝たきりの判定は，ADLの判定と同じくなかなか厄介である。寝たきりの判定について，以前寝たきり老人手当受給資格の基準があったが，それは普及せずほとんど忘れられた存在となった。老人の障害者が多くなるにしたがって，的確かつ簡便な障害の認定が要求されたが，従来から行われてきたKatzとBarthelのADL表は素人では評価しにくく，また判定者の主観が入りやすい。そこで，一般職でも事務的に判定のできるような簡易で明確な基準が要求されていた。

寝たきり判定に関する研究班の報告から，平成3年11月に厚生大臣官房老人保健福祉部長通知として，障害老人の日常生活自立度を（寝たきり度）判定基準が出された（表6-1）。これは専門家によらず，素人である一般事務職でも一目瞭然で，寝たきりの判定が可能であり基準化されやすい利点がある。これは，主として障害者に対して補助金申請配布に用いられる。

一方，痴呆性老人については，判定に一層困難を伴った。痴呆の定義が明確でないうえ，精神病と痴呆が混同されやすいからである。しかも痴呆に多種類がある。これは原疾患によって異なるし，アル

表6-1 障害老人の日常生活自立度（寝たきり度）判定基準

(検査日：平成　年　月　日)		(検査者：　　　　　)
氏名：	生年月日：　　年　　月　　日	年齢：　　歳
性別：男／女	教育年数（年数で記入）：　　年	検査場所：
DIAG：	(備考)	

生活自立	ランクJ	何らかの障害等を有するが、日常生活はほぼ自立しており独力で外出する。 1　交通機関等を利用して外出する 2　隣近所へなら外出する
準寝たきり	ランクA	屋内での生活は概ね自立しているが、介助なしには外出しない。 1　介助により外出し、日中はほとんどベッドから離れて生活する 2　外出の頻度が少なく、日中も寝たり起きたりの生活をしている
寝たきり	ランクB	屋内での生活は何らかの介助を要し、日中もベッド上での生活が主体であるが座位を保つ。 1　車椅子に移乗し、食事、排泄はベッドから離れて行う 2　介助により車椅子に移乗する
	ランクC	一日中ベッドで過ごし、排泄、食事、着替えにおいて介助を要する。 1　自力で寝返りをうつ 2　自力では寝返りもうたない

期　間	ランクA，B，Cに該当するものについては、いつからその状態に至ったか 　　　年　　　月頃より（継続期間　　　年　　　か月間）

＊判定にあたっては補装具や自助具等の器具を使用した状態であっても差し支えない。

ツハイマー病のように脳記憶や思考が一様に障害されるのもあるし，脳血管疾患に見られるように，記憶喪失がまだらに起きるものもあって，精神医学の専門家でない者の判定が困難となる。しかし，寝たきりの判定と同様に，単純化された判定法が要求されていた。平成5年に痴呆性老人の判定基準が厚生省に出された（表6-2）。この表も寝たきり判定と同じく学問的ではないが，一般的で簡易であり，基準化がされやすい利点をもっている。

第6節　活動性生存率

前述したように，活動性余命の算出は標準化がなされておらず，算出が複雑である。そこで，私はより単純な指標として活動性生存率を考えだした。これは横断調査によってではなく，同じコホート（研究対象の集団）を追いかけている縦断的調査データから得られるので，活動性生存率は，特に活動性余命の主旨を十分組んでいると考えられる。

活動性生存率を算出するには，コホートの人口と生存数と寝たきり老人数，痴呆性老人数が必要となる（表6-3）。人口に関しては国勢調査データを用いることにした。なぜなら，日本の5年ごとに行われる国勢調査は莫大な予算とマンパワーを使って，厳格に採ったデータであり，世界一信頼度の高いものである。これによって性別，年齢別の正確な人口が求められる。

寝たきり老人数と痴呆性老人数については，地方自治体の住民課にある寝たきりと痴呆性老人の登録台帳から，コホート群に含まれている人数を求めることによって得られると考えた。

今回は1975年の国勢調査を起点に，65歳以上全員をコホートとして設定し，調査のスタートとした。65歳以上人口は老人人口になるので，データを取り出しやすい利点もあった。1995年は20年後に相当する。その時点を終点（ターゲット）とする。その年に，このコホート群は85歳以上になる。結局20年さかのぼってコホートを組む

表6-2 痴呆老人の日常生活自立度判定基準

ランク	判定基準	みられる症状・行動の例	判定にあたっての留意事項および提供されるサービスの例
I	なんらかの痴呆を有するが、日常生活は家庭内および社会的にほぼ自立している。		在宅生活が基本であり、1人暮らしも可能である。相談、指導などを実施することにより、症状の改善や進行の阻止をはかる。具体的なサービスの例としては、家族などへの指導を含む訪問指導や健康相談がある。また、本人の友人づくり、生きがいづくりなど心身の活動の機会づくりにも留意する。
II	日常生活に支障をきたすような症状・行動や意思疎通の困難さが多少みられても、誰かが注意していれば自立できる。		在宅生活が基本であるが、1人暮らしは困難な場合もあるので、訪問指導を実施したり、日中の在宅サービスを利用することにより、在宅生活の支援と症状の改善および進行の阻止をはかる。具体的なサービスの例としては、訪問指導による療養方法などの指導、訪問リハビリテーション、デイケアーを利用したリハビリテーション、毎日通所型をはじめとしたデイサービスや日常生活支援のためのホームヘルプサービスなどがある。
IIa	家庭外で上記IIの状態がみられる。	たびたび道に迷うとか、買物や事務、金銭管理などそれまでできたことにミスが目立つなど。	
IIb	家庭内でも上記IIの状態がみられる。	服薬管理ができない、電話の応対や訪問者との応対など1人で留守番ができないなど。	
III	日常生活に支障をきたすような症状・行動や意思疎通の困難さがときどきみられ、介護を必要とする。		日常生活に支障をきたすような行動や意思疎通の困難さがランクIIより重度となり、介護が必要となる状態である。「ときどき」とはどのくらいの頻度を指すかについては、症状・行動の種類などにより異なるので一概には決められないが、一時も目が離せない状態ではない。在宅生活が基本であるが、1人暮らしは困難であるので、訪問指導や、夜間の利用も含めた在宅サービスを利用し、これらのサービスを組み合わせることによる在宅での対応をはかる。具体的なサービスの例としては、訪問指導、訪問看護、訪問リハビリテーション、ホームヘルプサービス、デイケアー、デイサービス、症状・行動が出現する時間帯を考慮したナイトケアーなどを含むショートステイなどの在宅サービスがあり、これらのサービスを組み合わせて利用する。
IIIa	日中を中心として上記IIIの状態がみられる。	着替え、食事、排泄が上手にできない、時間がかかる。やたらに物を口に入れる、物を拾い集める、徘徊、失禁、大声、奇声をあげる、火の不始末、不潔行為、性的異常行為など。	
IIIb	夜間を中心として上記IIIの状態がみられる。	ランクIIIaに同じ	
IV	日常生活に支障をきたすような症状・行動や意思疎通の困難さが頻繁にみられ、常に介護を必要とする。	ランクIIIに同じ	常に目を離すことができない状態である。症状・行動はランクIIIと同じであるが、頻度の違いにより区分される。家族の介護力などの在宅基盤の強弱により在宅サービスを利用しながら在宅生活を続ける。または、特別養護老人ホーム・老人保護施設などの施設サービスを利用するかを選択する。施設サービスを選択する場合には、施設の特徴をふまえた選択を行う。
M	著しい精神症状や問題行動あるいは重篤な身体疾患がみられ専門医療を必要とする	せん妄、興奮、自傷・他害などの精神症状や精神症状に起因する問題行動が継続する状態など。	ランクI〜IVと判定されていた高齢者が、精神病院や痴呆専門棟を有する老人保健施設などでの治療が必要となったり、重篤な身体疾患がみられ老人病院などでの治療が必要となった状態である。専門医療機関を受診するよう勧める必要がある。

表6-3 活動性生存率

$$\text{活動性生存率} = \frac{Q85 - B85 - D85}{P65 - M_0 + M_1}$$

P65 ＝ 1975年65歳以上人口
Q85 ＝ 1995年85歳以上人口
B85 ＝ 1995年85歳以上寝たきり人口
D85 ＝ 1995年85歳以上痴呆性老人人口
M_0 ＝ 1975～95年転出人口
M_1 ＝ 1975～95年転入人口

研究で，このようなコホート研究をネステッドコホート研究という。

寝たきり老人については，平成3年11月に出された厚生大臣官房，老人保健福祉部長通知の障害老人の日常生活自立度（寝たきり度）判定基準に基づき，登録人口と寝たきり度が集計され，地方自治体に保管されている。痴呆性老人についても，平成5年に出された厚生省の痴呆性老人の日常生活度判定基準に基づき，登録人口と痴呆度の資料が地方自治体に保管されており，それぞれの担当課から両方の資料の提供を受けた。これらの登録名簿は，本来の障害者に対する補助金交付に用いるものである（表6-1，表6-2）。

コホートに関し，20年の長期の観察期間を設けた。国勢調査のデータは横断調査の資料で，縦断的に調査に資するためのものではない。追跡調査をするために使用する場合は，母集団の移動が起こるので，そのための人口の補正が必要であることに気づいた。そこで，調査開始から終了までの期間の転出と転入の資料が必要となる。それは住民登録台帳より求められるはずであるが，意外に手間取ることがわかった。

しかし，老人を対象にしているので移動が少なく，しかもその大半は転居ではなく，老人ホーム等の住所変更によることがわかった。老人ホーム等では補助金等を得る都合上，住民登録をホームに移す

ことを勧めるためにおきた転出・転入であることがわかった。そこで住所を元の住所に戻す調整が必要となった。それを行うことによって，本来の転入・転出の調整の労力を大幅に減らすことができる。

第7節　沖縄の活動性生存率の算出

　沖縄県の調査対象のコホートを，1975年の全県の65歳以上老人とした。このコホートは，20年後には85歳以上に達する。ところが1995年，沖縄県世界一宣言を行うに際し，1995年の国勢調査執行前なのでデータが収集できなかった。そこで，特別な調査を企画した。すなわち，国勢調査に相当する規模で，全県上げて市町村の住民担当課の協力を得て人口調査と寝たきり，痴呆性老人調査を行った。

　なお，20年の経過と65歳以上老人にこだわった場合は，データを採る都合上，1970年をスタート点としなければならなくなる。その場合は沖縄の日本復帰以前となり，データの保管や信頼度にも疑問があったので，その案は不適当と思われた。

　ところで，1975年の国勢調査の時点で，65歳以上になった人口は沖縄県では72,539人（男性26,756人，女性45,783人）であり，これをコホートとして考えると，1994年（19年たった時点）では彼らが84歳以上になるので，1994年の84歳以上の老人について調査を行った。地域別に84歳以上の生存者数を求め，それらから84歳以上の寝たきり老人数と痴呆性老人数を除いて分子とし，各地域のコホート人口を分母にして割った値から活動性生存率（%）を求めた。なお，寝たきり老人は，寝たきり登録者のうちで84歳以上のランクBとCに該当する高齢者とした。

　一方，痴呆性老人に関しては，その時点では市町村による痴呆性老人登録がなされていなかったので，代わりに小椋らによる沖縄県内の老人性痴呆調査によって，医療圏別にサンプリングされた地域ごとのデータを利用した。また，痴呆と寝たきりの重複に関しては，小椋らの年齢別地域別のサンプリングされたデータを用いて地域ご

とに補正した。また、さらに市町村の登録人口に関しては、県内の全老人病院、全老人施設を調査して転入者と転出者を拾い上げ、現住所から元の住所に戻して現人口を補正のうえ、disability free rate（障害のない生存率）の算出を行った。disability free rate は厳密な意味での活動性生存率（active survival rate）とは異なるが、両者は近似しており、ここでは同一のものとして取り扱った。

第8節　不元気生存を除く

　沖縄全県にわたる、1975年の65歳老人の19年後の disability free rate を算出した結果を医療圏・市町村別に示した（**表6-4**）。単に生存者のみについて求めた84歳生存率は、全体27.4（男19.3、女32.0）％であった。しかし、障害を考慮して介護が必要な不元気老人を除くと、元気老人だけの生存率すなわち disability free rate は男性で－2.5％、女性－13.6％、男女合計で－10.5％補正され、全沖縄の84歳 disability free rate は男性13.7％、女性18.7％、男女合計16.9％となった。女性では障害が多く、補正率が大きかった。

　同様に、disability free rate を医療圏域別に求めると、北部圏域11.8％（女12.7％）、中部圏域20.2％（男16.2％、女21.9％）、南部圏域16.6％（女18.1％）、宮古圏域16.0％（女17.3％）、八重山圏域14.9％（女18.6％）で、中部圏が最も高く、南部圏がこれにつぎ、北部圏が最も低かった。disability free rate の算出に際して、男女合計の場合は算出に支障はなかったが、男性のみに関しての算出は、北部、南部、宮古、八重山圏域ではできなかった。それは小椋らによる年齢別痴呆性老人率を用いたために北部、南部、宮古、八重山圏域からサンプリングされた地域の90歳以上老人の人数が少なすぎて、統計処理が不可能であったために、超高齢者の痴呆率の算出ができなかったためである。

　なお、地域別84歳以上 disability free rate が84歳以上生存率に比して大きく低下したのは女性に多く、不元気による補正率は南部

表6-4 沖縄県医療圏域別 Disability Free Rate (男女合計)

市町村名	65歳以上 1975年 人口	84～89歳 1994年 人口	90歳以上 1994年 人口	84～89歳 寝たきり 人口	90歳以上 寝たきり 人口	84～89歳 痴呆率	90歳以上 痴呆率	84歳以上 生存率	disability free rate
北部圏域	10,714	1,482	724	346	332	16.6	33.1	20.6	11.8
名護市	3,964	298	144	144	131	16.6	33.1	11.2	2.9
国頭村	847	188	83	47	29	16.6	33.1	32.0	19.3
大宜味村	853	131	81	16	30	16.6	33.1	24.9	16.4
東村	244	42	15	4	5	16.6	33.1	23.4	17.1
今帰仁村	1,361	223	100	34	24	16.6	33.1	23.7	16.7
本部町	2,110	365	189	38	65	16.6	33.1	26.3	18.3
伊江村	697	123	72	27	32	16.6	33.1	28.0	16.1
伊平屋村	256	44	13	7	9	16.6	33.1	22.3	13.6
伊是名村	382	68	27	29	7	16.6	33.1	24.9	12.6
中部圏域	21,095	4,430	2,162	693	769	14.7	45.2	31.2	20.2
石川市	1,193	225	107	33	48	14.7	45.2	27.8	17.4
具志川市	3,006	612	305	82	105	14.7	45.2	30.5	20.2
宜野湾市	2,355	531	279	41	34	14.7	45.2	34.4	26.6
沖縄市	4,887	1,024	484	129	152	14.7	45.2	30.9	21.1
恩納村	846	147	91	37	44	14.7	45.2	28.1	14.6
宜野座村	393	59	39	6	31	14.7	45.2	24.9	11.9
金武町	792	165	83	46	29	14.7	45.2	31.3	17.7
与那城町	1,416	290	141	55	64	14.7	45.2	30.4	18.0
勝連町	1,025	198	102	43	48	14.7	45.2	29.3	16.5
読谷村	1,876	361	177	101	64	14.7	45.2	28.7	16.1
嘉手納町	909	346	79	37	41	14.7	45.2	46.8	33.1
北谷町	796	140	86	26	40	14.7	45.2	28.4	16.1
北中城村	747	126	43	8	16	14.7	45.2	22.6	16.7
中城村	854	146	97	8	28	14.7	45.2	28.5	16.6
南部圏域	31,529	6,198	2,743	1,288	1,149	0	0	28.4	16.6
那覇市	16,575	3,051	1,406	571	588	19.6	57.7	26.9	15.3
浦添市	2,289	525	207	113	75	19.4	25.6	32.0	20.1
糸満市	2,921	540	188	138	99	19.4	25.6	24.9	14.0
西原町	765	209	93	33	22	19.4	25.6	39.5	27.8
豊見城村	1,181	338	121	55	50	19.4	25.6	38.9	25.6
東風平町	858	203	99	75	54	19.4	25.6	35.2	16.1
具志頭村	538	106	45	23	25	19.4	25.6	27.9	15.8
玉城村	867	157	106	22	36	19.4	25.6	30.3	20.1
知念村	530	111	48	15	16	19.4	25.6	30.0	20.7
佐敷町	707	130	74	17	28	19.4	25.6	28.9	19.1
与那原町	732	129	62	43	26	19.4	25.6	26.1	13.7
大里村	593	137	56	30	19	19.4	25.6	32.5	20.6
南風原町	798	222	82	87	55	19.4	25.6	38.1	16.0
仲里村	712	114	49	13	12	19.4	25.6	22.9	16.8
具志川村	587	79	31	14	85	19.4	25.6	18.7	12.9
渡嘉敷村	125	31	12	8	9	19.4	25.6	34.4	16.9
座間味村	163	38	8	4	0	19.4	25.6	28.2	22.7
粟国村	288	41	34	13	13	19.4	25.6	26.0	13.9
渡名喜村	164	21	17	6	10	19.4	25.6	23.2	10.7
南大東村	100	13	2	4	1	19.4	25.6	15.0	8.4
北大東村	36	4	3	4	3	19.4	25.6	19.4	0.0
宮古圏域	5,874	1,031	316	110	89	24.9	41.0	22.9	16.0
平良市	2,694	447	135	38	24	24.9	41.0	21.6	16.0
城辺町	1,244	239	88	19	21	24.9	41.0	26.3	19.0
下地町	423	82	24	8	6	24.9	41.0	25.1	17.9
上野村	419	65	24	11	9	24.9	41.0	21.2	13.1
伊良部町	840	180	40	36	27	24.9	41.0	26.2	14.8
多良間村	254	26	7	2	3	24.9	41.0	13.0	9.1
八重山圏域	3,327	587	224	83	69	30.5	56.7	24.4	14.9
石垣市	2,648	501	180	63	50	30.5	56.7	25.7	16.3
竹富町	463	67	38	20	19	30.5	56.7	22.7	9.4
与那国村	216	24	9	3	2	30.5	56.7	15.3	9.9
沖縄県全県	72,539	13,728	6,169	2,520	2,408	18.4	41.6	27.4	16.9

圏の女性−15.1％と八重山圏の女性−14.4％の順であった。

市町村別にdisability free rateの順位を見ると，第1位は嘉手納町（33.1％）で，84歳以上生存率もトップ46.8％を記録した（表6-5）。続いて西原町，宜野湾市，豊見城村，座間味村，上位10位までは中部，南部圏で占められた。下位順位は，最下位の北大東（0），名護市，南大東村，多良間村，竹富町と続き，名護市と宜野座村以外の下位8町村は離島で占められた。なお，disability free rateは障害者をも含めた一般の生存率とは一致しなかった。

第9節　活動性百寿のトップ，中部医療圏

沖縄県は島嶼県であり，県外への転出・転入は少なく，しかも沖縄県の寝たきり・痴呆者の県外施設への収容はほとんどないので，県レベルの人口データは正確性が高い。しかし，同一方法による他県のデータがないので，残念ながら他県との比較はできない。しかし，県内ではコホート集団が少人数である市町村を除いて，医療圏域別等のコホート集団の地域比較は同一条件であり，可能である。

医療圏域別では，84歳以上活動性生存率は中部圏域が最も高く，嘉手納町をはじめ上位にランクされた市町村の多くを占めている。中部圏は単なる84歳生存率も高く，また寝たきり率，痴呆率は必ずしもは高くない。平成5年の沖縄県生活福祉部による寝たきり登録者の人口比を示した（図6-1）。中部圏は沖縄本島内では6.31％で最も低く，それを裏付けている。1位の嘉手納町，3位の宜野湾市は中部圏である。2位の西原町は南部圏ではあるが中部圏に隣接し，中南部として一体の地域を形成していると考えられる。嘉手納町は嘉手納基地を，宜野湾市は普天間基地を擁し，広大な基地を持っている点からして，老人の健康長寿地域のイメージに違った結果となった。両地域とも1990年の国勢調査では，嘉手納町の男性の平均寿命を除いて，女性の平均寿命も男女の65歳平均余命も県全体値を上回っている。

表6-5　沖縄県市町村別 disabillity free rate 順位

市町村(圏域)	dissbillity free rate	順位	84歳以上生存率 男女合計	順位	男	順位	女	順位	平均寿命 男	順位	女	順位	65歳平均寿命 男	順位	女	順位
嘉手納町(中)	33.1	1	46.8	1	36.1	1	52.9	1	76.2	43	85.3	12	18.8	1	23.6	14
西原町(南)	27.8	2	39.5	2	26.8	6	48.4	2	77.4	4	84.3	34	18.5	2	22.9	27
宜野湾市(中)	26.6	3	34.4	6	24.7	9	39.8	6	76.7	22	85.3	12	18.5	2	23.4	18
豊見城村(南)	25.6	4	38.9	3	28.7	3	44.4	3	76.6	28	85.2	16	18.5	2	23.2	22
座間味村(南)	22.7	5	26.2	22	32.8	2	25.5	43	76.6	28	84.6	26	18.5	2	22.9	27
沖縄市(中)	21.1	6	30.9	12	21.4	18	35.8	14	77.0	9	83.4	49	18.3	6	21.8	50
知念村(南)	20.7	7	30.0	16	22.1	16	34.6	17	77.4	4	54.7	22	18.3	6	22.8	30
大里村(南)	20.6	8	32.5	8	20.8	21	39.8	6	77.2	6	83.8	44	18.3	6	22.3	45
具志川村(中)	20.2	9	30.5	13	22.5	15	35.0	15	76.8	19	85.1	18	28.3	6	22.7	9
浦添市(中)	20.1	10	32.0	9	21.0	19	38.4	9	77.0	9	85.3	12	18.3	6	23.5	15
玉城村(南)	20.1	10	30.3	15	19.6	26	36.7	12	76.8	19	83.8	44	18.2	11	21.7	52
国頭村(北)	19.3	12	32.0	9	23.0	11	37.0	11	76.3	38	84.6	26	18.2	11	23.4	18
佐敷町(南)	19.3	13	28.9	18	21.0	19	33.6	19	77.0	9	86.1	3	18.1	13	23.9	7
浦辺町(宮)	19.0	14	26.3	28	20.0	25	30.8	28	74.5	53	84.0	40	18.1	13	22.3	45
本部町(北)	18.3	15	26.3	28	18.6	30	31.4	26	76.3	38	87.2	1	18.1	13	25.8	1
与那城村(中)	18.0	16	30.4	14	23.4	10	34.8	16	76.2	43	85.1	18	18.1	13	23.3	22
下地町(宮)	17.9	17	25.1	34	16.0	42	30.3	31	76.3	38	84.1	37	18.0	17	22.5	43
金武町(中)	17.7	18	31.3	11	18.3	31	39.3	8	76.9	16	84.1	37	18.0	17	23.1	26
石川市(中)	17.4	19	27.8	26	18.3	31	33.5	21	75.4	52	83.7	48	17.9	19	22.8	30
東村(北)	17.1	20	23.4	40	14.0	45	29.9	34	77.0	9	84.2	36	17.9	19	22.7	36
渡嘉敷村(南)	16.9	21	34.4	6	27.3	5	38.3	10	76.9	16	83.9	41	17.9	19	22.5	43
仲里村(南)	16.8	22	22.9	42	19.5	28	25.4	44	77.1	7	84.7	22	17.9	19	22.6	41
今帰仁村(北)	16.7	23	23.7	39	17.3	38	27.8	41	76.9	16	85.5	9	17.9	19	24.8	4
北中村(南)	16.7	23	22.6	44	22.3	15	22.8	50	77.7	2	86.7	2	17.9	19	25.3	2
中城村(中)	16.6	25	28.5	20	25.2	8	30.3	31	77.0	9	85.2	16	17.9	19	23.4	18
勝連村(中)	16.5	26	29.3	17	22.5	13	32.6	24	76.7	22	85.4	11	17.9	19	23.5	15
大宜味村(北)	16.4	27	24.9	35	16.9	39	29.4	36	75.9	49	86.1	3	17.8	27	25.0	3
石垣市(八)	16.3	28	25.7	33	14.8	43	34.4	18	75.7	51	83.8	44	17.8	27	21.9	49
東風平町(南)	16.1	29	35.2	5	22.7	12	41.7	5	77.0	9	86.1	3	17.8	27	24.0	5
読谷村(中)	16.1	29	28.7	19	20.8	21	32.8	22	77.5	3	85.3	12	17.8	27	21.7	52
北谷町(中)	16.1	29	28.4	21	21.4	33	34.0	13	76.8	19	84.7	22	17.8	27	23.5	15
伊江村(北)	16.1	29	28.0	24	19.6	26	32.8	22	77.1	7	84.7	22	17.8	27	23.2	22
南風原町(南)	16.0	33	38.1	4	28.3	4	43.7	4	78.1	1	86.1	3	17.6	32	23.7	9
平良市(宮)	16.0	33	21.6	46	16.5	41	24.7	45	76.3	38	83.2	51	17.6	32	21.6	53
具志頭村(南)	15.8	35	27.9	25	16.6	40	33.6	19	76.2	43	84.6	26	17.6	32	23.7	9
那覇市(南)	15.3	36	26.9	27	18.9	29	31.2	27	76.5	35	84.6	26	17.6	32	22.8	30
伊良部町(宮)	14.8	37	26.2	30	20.8	21	29.3	38	76.2	43	84.5	31	17.6	32	22.7	36
恩納村(中)	14.6	38	28.1	23	21.7	17	31.5	25	77.0	9	83.9	41	17.6	32	22.7	36
糸満市(南)	14.0	39	24.9	35	17.4	35	29.1	39	76.4	36	84.8	20	17.6	32	23.2	22
粟国村(南)	13.9	40	26.0	32	17.4	35	30.1	33	76.7	22	85.5	9	17.5	40	23.7	9
与那原町(南)	13.7	41	26.1	31	17.4	35	30.7	29	75.9	49	83.2	51	17.5	40	21.8	50
伊平屋村(北)	13.6	42	22.3	45	17.6	34	25.7	42	76.3	38	84.1	37	17.5	40	22.6	24
上野村(宮)	13.1	43	21.2	47	18.1	33	22.0	47	76.6	28	83.9	41	17.4	43	22.1	47
具志川村(南)	12.9	44	18.7	49	13.3	47	22.9	46	76.6	28	83.8	44	17.4	43	22.8	9
伊是名村(北)	12.6	45	24.9	35	20.5	24	28.2	40	76.6	28	84.8	20	17.3	45	23.9	7
宜野座村(中)	11.9	46	24.9	35	26.7	7	23.7	46	76.2	43	85.6	8	17.5	45	23.9	7
渡名喜村(南)	10.7	47	23.2	41	8.9	51	30.6	30	76.7	22	84.5	31	17.3	45	22.7	36
与那原町(八)	9.9	48	15.3	50	6.8	53	23.0	47	76.2	43	84.5	31	17.3	45	22.7	36
竹富町(八)	9.4	49	22.7	43	14.0	45	29.2	37	76.6	28	85.9	7	17.1	49	24.0	5
多良間村(宮)	9.1	50	13.0	52	11.5	48	13.8	52	76.6	28	84.3	34	17.1	49	22.9	37
南大東村(南)	8.4	51	15.0	51	11.1	49	18.2	51	76.7	22	84.6	26	17.0	51	22.8	30
名護市(北)	2.9	52	11.2	53	8.2	52	13.0	53	76.4	36	83.3	50	16.9	52	21.1	47
北大東村(南)	0.0	53	19.4	48	10.5	50	29.4	36	76.7	22	82.2	53	16.7	53	22.8	30
沖縄県全域	16.9		27.4		19.3		32.0		76.7		84.7				23.0	

※北：北部圏域（名護市，国頭村，大宜味村，東村，今帰仁村，本部町，伊江村，伊平屋，伊是名村）
※中：中部圏域（石川市，具志川村，宜野湾市，沖縄市，恩納村，宜野座村，金武町，与那城村，勝連村，読谷村，嘉手納町，北谷町，北中村，中城村，）
※南：南部圏域（那覇市，浦添市，西原町，豊見城村，東風平町，具志川村，玉城村，知念村，佐敷町，与那原町，大里村，南風原町，仲里村，具志頭村，渡嘉敷村，座間味村，栗国村，渡名喜村，南大東村，北大東村）
※宮：宮古圏域（平良市，浦辺町，下地町，上野村，伊良部町，多良間村）
※八：八重山圏域（石垣市，竹富町，与那原町）

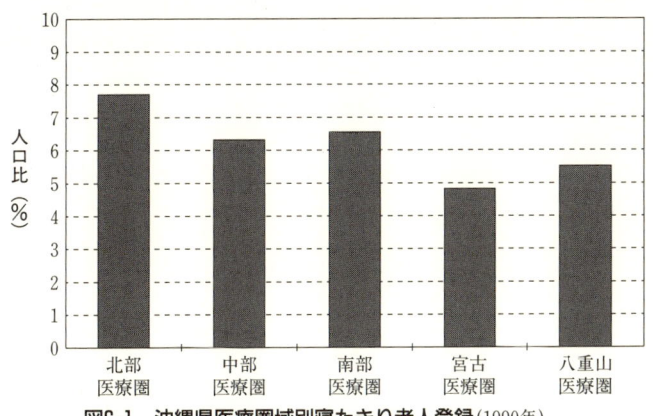

図6-1 沖縄県医療圏域別寝たきり老人登録(1990年)

第10節　活動性生存率の低いヤンバル

　活動性生存率が低位を占める地域は大半が遠隔離島で，医療に恵まれていない地域であることから，予想は的中している。しかし，名護市がどうして下から2番目なのであろうか？　老人福祉施設が多いために，周辺市町村からの要介護者の転入が多いのであろうか？　そうであれば老人ホームへの転入，移動者を除いて計算する必要がある。さらに不元気老人を除くための補正値が－8.3であった。この値は他地域に比して必ずしも高くはないが，もともと単純な84歳生存率が11.2％と低いために，84歳以上活動性生存率が2.9と極端に低い値となった。名護市は，国勢調査による平均寿命も65歳平均余命も男女とも他地域を下回っているには違いないが，活動性生存率ほどの大差はない。しかし，名護市は長寿地域というイメージがあり，予想の結果から反したことから，さらに一層の調査が必要と考えられる。長寿地域として注目されている名護市の隣の大宜味村の活動性生存率は16.4で25位であり，全市町村の中位にあった。1990年の国勢調査では同村の女性の平均寿命と平均余命が県平均値を上まわっていて，女性の長寿地域であることがうかがわれる。しかし，北部圏域（ヤンバル）は全般に予想に反して活動性生存率

の最も低い地域となったのはなぜか，今後詳細な検討が必要である。

第11節　生きる意欲は艱難から

　長寿地域として，かつてニュースをにぎわせた竹富町は下位5位に低迷した。一般に，長寿地域として北部圏のような空気も水も清く，穏やかな農村地帯を想像しがちであるが，これらの結果から，長寿地域のイメージを書きかえなければならないと思われる。長寿地域となった中部圏は，都市周辺にあり，都市化傾向の強い地域である。しかも地域の基地からの騒音に悩まされているイメージが強い。沖縄の伝統的文化背景には艱難，苦悩にもめげず湧き出る生きる意欲 (voliton) が，活力ある長寿を延ばしているのかもしれない。

　平均寿命や65歳余命を含め，高い値をもつ西原町や北中城村にも注目する必要がある。同圏域には，医療面では県立中部病院や琉球大学病院を擁し恵まれている地域であり，また沖縄の民俗文化を根強く残している地域でもあり，長寿に対する文化的背景，人生観を含めた精神面の生きがいも重視しなければならない。

　加齢と老化は，成長・成熟とともに life span の一過程であり，誰しも避けることはできない。老化には細胞・臓器の細胞死 (apotosis) による自然老化と，寿命を短縮する悪性新生物や動脈硬化で代表される病的老化とがある。人生を豊かに，安寧に過ごすためには病的老化を制御する医療が大切であることはいうまでもないが，WHO が提唱しているように，身体・精神的健康のみでなく，社会的健康をも全うすることが求められている。つまり，健康とは well-being のみでなく，well-aging, well-dying にも通ずることであり，それらを高いレベルに保つ人生，高い wellness が求められるのである。そのためには，医療のみでなく，教育・宗教・芸能・生活習慣・文化・人生観をも含めた人文環境と，それに適応した活動的なライフスタイルが質の高い人生と生命を創造するものと考えられる。

第7章
老化と長寿の遺伝

第1節　老化現象と長寿現象

　人間は誰でも老化する。しかも老化は全身的に進行するものであり，明らかに存在する厳然たる事実であるにもかかわらず，いつから開始されるのかは判然としない。いつのまにか老化が始まり進行していて，老化を実感するときにすでに顕性となっている。年をとることを加齢という。老化と加齢現象の間にも密接な関連があって，切り離すことはできない。老化に伴って起こる病的現象も，どこまでが生理的で，どこまでが病的かの区別は困難である。したがって，量的に老化病変のどのくらいまで遺伝が関与しているかを明らかにすることは困難である。

　老化と長寿は生物にとって裏腹の関係にあって，現象を正面と裏面から観察しているに過ぎない。老化の開始・進行はもちろんのこと，寿命の決定の個体差はまちまちであるにもかかわらず，その差は種族の最高寿命の範囲内にとどまり，人ではたかだか120歳である。寿命には最高寿命と平均寿命がある。平均寿命はその年の生まれた人の寿命の平均予測，つまり零歳平均余命であるが，最高寿命はオリンピックの記録のようなもので，新記録によって塗り替えられていく。

　生物・種族の平均寿命について考えると，種族ごとにほぼ一定で

あるにかかわらず，種族間ではきわめて大きく異なっている。この事実は，細胞内における加齢に伴う現象が，DNAによってプログラムされた通りに進行すると考えるとスムーズに理解できる。

個体の寿命は，プログラムを修飾する多くの後天的因子によって左右されるが，その修飾の発現様式は家系内で類似性が多くみられる。その一部には生活に伴う習慣的なものもあろうが，遺伝的に支配されているものも多くあろう。老化には，環境から受ける活性酸素・フリーラジカルなどの老化源なる物質を考えている学説もあるが，老化源によって起こされる老化のプロセスやフリーラジカルを消去する酵素であるSOD（スーパーオキサイド・ディスムターゼ）の量や活性が遺伝的支配を受けているのであろう。また，老化が酸化ストレスなどによって，DNA損傷の蓄積と考える場合は，それに対する抵抗性や修復の機転に遺伝が関与しているものと考えられる。

第2節　自然老化と病的老化

加齢とともに人体体内や細胞内の病変の数が増すのは当然である。80歳以上ともなると，主な死因は代謝障害にもとづく心不全や動脈硬化による血栓症と免疫機能低下による肺炎である。もちろん，全身にさまざまな病変を生ずる中で，特に肺と心脈管系の変化が進行し致命的となるので，呼吸器系と循環器系の病変の意義が大きい。

百歳老人は長寿の代表と考えられるが，23例のスウェーデン百歳老人の剖検で，石井らは70%に心筋梗塞を認めている。それらは新鮮ではなく繊維化した陳旧性のもので，加齢とともに徐々に進行したといえる。これらは沖縄超高齢者の心電図所見でもわかるように，QSパターン，ST-T低下，低電位，脚ブロック，期外収縮などが90〜100歳にかけて増加してくるのと一致している。

スウェーデン百歳老人の血管系には，加齢性変化としての血管の内膜の肥厚と石灰沈着および動脈硬化による血管内腔狭窄があり，血栓がみられるものもあったという。また，それらに伴う免疫性の

表7-1 血清過酸化脂質 (nmol/mℓ)

	100歳老人	70歳老人
男性 n =	1.49±0.51* 30	3.15±0.70 11
女性 n =	1.72±1.28* 109	3.56±0.81 18
合計 n =	1.67±1.16* 139	3.40±0.79 29

* $p<0.001$

異種タンパクであるアミロイドの沈着が80％にみられている。脈波伝達速度からみると，粥状動脈硬化が顕著に現れる脈波速度の延長は80歳までで，90歳以上では逆に短縮する。

一方，血清過酸化脂質値は80歳代が最も高く，90歳以上で低くなり，百歳代では最も低く若年層と同じレベルになっていた（表7-1）。血漿アミノ酸分画は90歳以上では特有なパターンとなっている。これらには動脈硬化の引きがね因子・促進因子や，逆に抑制因子もある。それらについては，栄養の章で詳細に述べる。さらにHLAは90歳以上の人には特有なパターンがみられる。

これらを考えると，90，100歳の動脈硬化は80歳以下でみられる動脈硬化とは病態の成り立ちが違うと考えられる。すなわち，100歳で代表される超々高齢者の動脈硬化は，80歳以下の粥状動脈硬化とは異なる繊維化が主体の動脈硬化であり，これが生理的老化と病的老化の違いではなかろうか。病的老化の進行した者は80歳までに淘汰され，それらをまぬがれた者が90歳以上まで生存できると考えられる。すなわち，病的老化と自然老化の分岐点が80歳代後半にあることを示唆するものとして大変興味がある所見と考えられる。

第3節　長寿症候群と早老症候群

体脂肪には，皮下組織や内臓などに貯蔵されている脂質と細胞膜の脂質と血液などで転送されている脂質とがあるが，実測が容易で対象とされやすいのは血液中にある転送脂質である。もちろん，個人の脂質のパターンには栄養やホルモンや自律神経などの影響が大きいが，それらに対する個体の反応性などを考えると，総じて遺伝的規定も大きいと考えられる。

家族性高 α リポタンパク血症を，グリニュックは長寿症候群と呼んでいる。これは心筋梗塞などの虚血性心疾患にかかりにくく，超長寿が得られる遺伝性症候群である。また，家族性高 α リポタンパク血症では，平均寿命が80歳においても一般老人に比して10年以上長く，常染色体による優性遺伝と考えられている。一方，アポ β タンパクの欠損または低下による家族性低 β リポタンパク血症も常染色体優性遺伝を示し，VLDL コレステロールの合成低下により，LDL コレステロールが低値であるといわれている。なお，常染色体とは人間の46本の染色体の中で一対の性染色体，XY 染色体以外の44本の染色体を指す。

逆に老化が青壮年期に起こる早老症候群がある。ウェルナー症候群やプロジェリア症候群といい，10, 20歳代でしわが寄り，禿げたり白髪になる。老人の風貌になるだけではなく，生殖器の発育不全を伴う。諸臓器にも動脈硬化が進行し，腫瘍の発生もみられる。これも常染色体の遺伝であるが，劣性遺伝の形式をとるといわれている。

しかし，近年特定の遺伝状況のある人のみではなく，一般人においてもリポタンパク，特に LDL コレステロールの上昇は虚血性心疾患や脳血管疾患などの動脈硬化性疾患の危険因子として注目を浴びているのみならず，胆石・脂肪肝・膵炎・糖尿病・甲状腺疾患などの広い範囲で生活習慣病と関わり合いを持っている。

第4節　生存していれば100歳の人を調べる

「私の家系は長寿家系ですよ。私のおじいさんもおばあさんも長生きでしたよ」。得意になって話し続けた。百寿者Aさんの娘である。同じことを百寿者Bさんの家でも……。本当に長寿家系は存在するのであろうか？　彼らの話には長生きした人達ばかりで，若くして亡くなった家族の話は登場しない。

そこで長寿の達成に遺伝が関与しているかを明らかにするために，1976〜1984年の沖縄県在住の百寿者を対象に家族歴調査を行った。この場合，比較対照について同じ調査をすることが大切である。比較調査してはじめて遺伝の有無が科学的に証明できるのである。

現在まで長寿の遺伝に関する論文は数多くあるが，それらには単に事実についての報告が多く，長寿の遺伝を積極的に証明しているものは，1974年にアボットが発表した論文が唯一である。しかし，彼の論文では特定の比較対照群を使ったため，偏ったグループになってしまった可能性がある。これを統計上ではバイアス因子という。バイアス因子が混入すると十分対照にはなり得ない。

我々はその点に十分配慮し，百寿者群と比較するための対照群の選択に厳重な条件を設定した。対照群は百寿者と同時代の生まれで，百寿者と同一部落に生まれ育ち，生活した者を選ばなければならないが，彼らはすでに死亡している。そこで，生存していれば100〜105歳である者とした。さらに統計処理上，自殺・他殺・原因不明死・事故死・戦争関係死の両親や兄弟姉妹を除いた。また推計処理上，有効兄弟姉妹が3人以上いることを必要とした。有効兄弟姉妹とは病死で，死亡年齢が正確な者を指す。また，対照者の兄弟姉妹の末子または末より2番目の者が生存していて，かつその人自身が調査時点の沖縄平均寿命より年長であり，彼らから家族歴について十分満足できる回答が得られることが必要条件であった。

以上の結果，対照として選ばれた者は65歳以上の2,270人のうちわずか11人であった。この調査は，百寿者の住んでいる市町村役場

表7-2 百寿者家系構成者の平均死亡年齢 (1988〜1996年)

		平均値（歳）	標準偏差値（歳）	集計人数（人）
家族内訳	父 親	67.7	16.9	228
	母 親	73.2	16.6	249
	兄 弟	67.3	23.4	398
	姉 妹	73.6	22.1	396

の職員が快く相談にのり，協力してくれたのでできたことであり，また調査者が草の根をわけて各対照者宅を訪問して協力を願った賜物であった。

第5節　百寿者の両親や同胞の死亡年齢

ここでは，百寿者の家族歴について単純集計した結果についてのみ述べる。我々の採取した合計1,898人から死亡年齢不明者および生存者を除いた627人について，父親，母親，兄弟，姉妹別に死亡年齢を集計した（表7-2）。

その結果，平均死亡年齢は父親67.7歳，兄弟67.3歳で，男性側は奇しくも同じ平均67歳代であった。女性側も母親73.2歳，姉妹73.6歳で，同じく73歳代であった。いずれの群でも現在の平均寿命よりは低い。しかし，百寿者の両親や兄弟姉妹の時代の平均死亡年齢を正確に求めることは至難の業であるが，当時の死亡年齢よりはかなり高いと思われる。

ちなみに，彼らの多くが死亡した頃である厚生省発表の1950〜1952年の簡易生命表によると，沖縄を含む全国の平均寿命は男性59.7歳，女性62.97歳であった。

第6節　百寿者の両親や兄弟，姉妹は何病で死亡したか

　百寿家系の死亡原因疾患を父親，母親，兄弟，姉妹別に集計した(図7-1)。古いことなので，死因不明271人，老衰170人が多かったのはやむを得ない。それらを除外して検討した。また，戦死の他，民間を巻き込んだ沖縄の地上戦で死亡した者などの戦争死と，不慮の事故も除外した。さらに病気であることがわかっても，原疾患名不明の場合も除外して集計した。その結果，父親22人，母親29人，兄弟77人，姉妹77人が集計の対象となった。

　悪性新生物の場合は，肺，胃腸，子宮，乳腺，前立腺，肝臓，膵臓，血液等すべての臓器を含めて集計した。父親，母親，兄弟，姉妹それぞれ0人，1人 (3.4%)，12人 (15.6%)，10人 (13.0%) であった。概して悪性新生物の死亡率が低いことがわかる。

　心筋梗塞や狭心症などの冠状動脈疾患と，リュウマチ等による心臓弁膜症等を心臓病としてまとめた。心不全は心臓のポンプ力が弱ったという意味で，病気の状態を表すものであり，病名ではないという異論が多いが，以前はよく汎用された用語であるので，心臓病の範疇に入れた。さらに脳出血，脳血栓，脳塞栓等のいわゆる脳卒中は血管系の疾患である。そこで心疾患と血管疾患と合わせて循環系疾患として集計した。これは父親，母親，兄弟，姉妹がそれぞれ5人 (20.8%)，3人 (10.3%)，16人 (20.8%)，19人 (24.7%) で，最も高率であった。糖尿病が直接の死因になることは少なく，循環器系や腎臓等の合併症を併発して死亡することのほうが多い。そのため，糖尿病昏睡などの直接の死因としての糖尿病は父親1人，姉妹2人のみであった。ガン，心臓病，脳卒中等はかつて成人病といわれていたが，今日生活習慣病の名が推奨されている。生活習慣病は20〜30%台を占め，現代の一般にみられる60%を大幅に下回っていた。これは日本の往時の疾病構造と一致していると考えられる。また，初期医療に関して診断技術や能力の低かった当時の医療を反映している可能性もある。

(対象人数:父親22人,母親29人,兄弟77人,姉妹77人,複数回答)

死因となった疾患群別のデータ(父親・母親・兄弟・姉妹別):

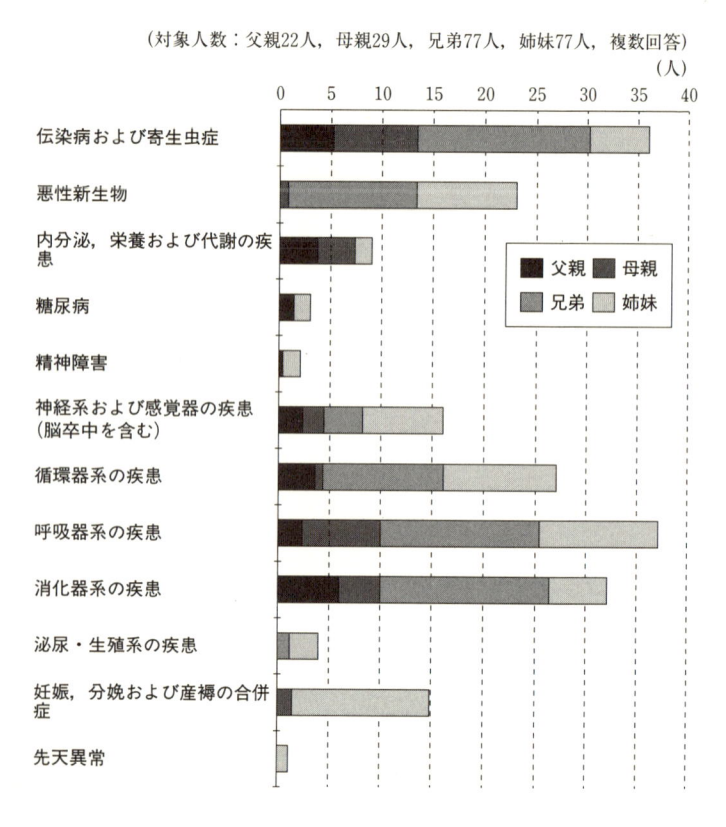

- 伝染病および寄生虫症
- 悪性新生物
- 内分泌,栄養および代謝の疾患
- 糖尿病
- 精神障害
- 神経系および感覚器の疾患(脳卒中を含む)
- 循環器系の疾患
- 呼吸器系の疾患
- 消化器系の疾患
- 泌尿・生殖系の疾患
- 妊娠,分娩および産褥の合併症
- 先天異常

図7-1 死因となった疾患群別の百寿家系構成者数

一方,肺炎や気管支拡張症をはじめとする呼吸器疾患は父親,母親,兄弟,姉妹それぞれ2人 (9.1%),8人 (27.6%),15人 (19.5%),12人 (15.6%) で,消化器疾患や循環器疾患と同程度に多かった。百寿者の三大死因である肺炎,心不全,血管症に関する死亡率は百寿家系でも多かった。

伝染病および寄生虫症と分類されている感染症は,前時代疾患であるが,当時の世相を反映して高かった。結局百寿家系の死亡原因は感染症,循環器疾患,呼吸器疾患,消化器疾患が肩を並べていた。

図7-2　兄弟姉妹数別百寿者数

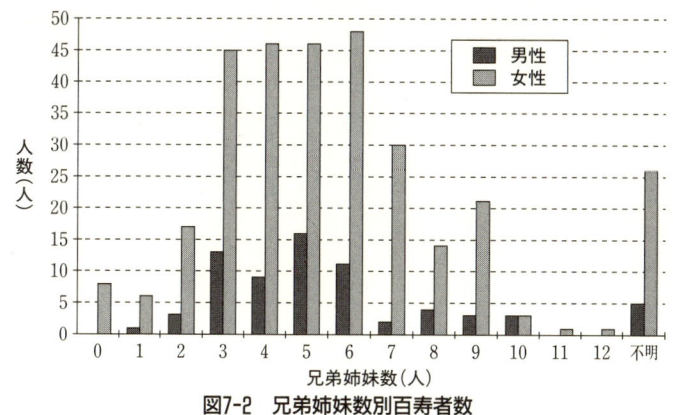

第7節　長子と末子の寿命

百寿者の兄弟姉妹数について集計した（図7-2）。この中には百寿者本人はその数に入っていない。

最多兄弟姉妹数は12人で，5人62件，6人59件，3人58件，4人55件の順に多く，平均して5.1人であった。当時の百寿者は多くの兄弟姉妹の中で育ったことがわかる。しかし，これは当時の一般家庭でも同様で，百寿者の家庭で特に兄弟姉妹が多かったことはない。一方，ひとりっ子は女性のみで8人で，前期百寿者調査でも女性百寿者のみで2人であった。

兄弟姉妹の順位を長子グループ（長男・長姉）と，兄弟姉妹の中間グループと，末子グループに分けて考えてみた。『百歳の科学』で述べたように，これらのグループと寿命には特別な関係がなかった。親の若いうちに生まれた者は，初産であるから胎生期の栄養は十分であろうが，妊娠出産に伴う事故やニアミスも多かったであろう。また，親の育児は未熟であったであろうし，また親の愛を一身に受けて育ったであろう。親が年をとってから生まれた者では，胎生期の栄養は低かったであろう。高年出産の影響も考えられる。末子は概してスポイルされて育ったが，親との接触期間は短かったで

あろう。中間グループはむしろ兄弟の間でもまれて,自由奔放に育った可能性の高いグループである。この3グループ間に寿命に関して特に有意差がなかった。

なお,百寿者自身の兄弟姉妹の男女の組合せや兄弟姉妹内の順位についての集計は今回は行わなかったが,前期百寿者調査でみられるように,百寿者自身の兄弟姉妹内での順位も特に差が認められないと思われる。

第8節　百寿の親子・姉妹・夫婦

名古屋の双子のキンさん,ギンさんをみると遺伝的な長寿家系はありそうである。前期百寿家系調査では両親,兄弟姉妹別の単純集計表を通覧すると百寿家系は長寿家系といえそうである(表7-3)。百寿者の父親群の中で,100歳の人はいなかったが,90歳代が1人いた。母親群では100歳1人,90歳代3人もいた。兄弟群では100歳はいなかったが,90歳代が6人いた。姉妹群では100歳2人,90歳代が21人もいた。死亡年齢80歳代の者は父親6人,母親14人,兄弟9人,姉妹28人もいた。80歳代死亡者でも,その年代の生まれの者では長命者である。百寿者の母が1人100歳で死亡した。したがって,百寿の母娘が1組いたことになる。また,百寿の姉妹が2組もいた。

百寿者の実母の年齢は戸籍がなかった時代でもあり,信憑性は高くない。兄弟姉妹の場合は,戸籍制度完成後であるから正確性は高い。しかも生存していれば確かめることもできる。

「兄弟や姉妹の人数は何人ですか？　兄弟の何番目ですか？　亡くなった人はどなたですか？　何病で亡くなったのですか？　ところでお姉さんが存命であるようですが,何歳ですか？」「101歳で本部町に住んでいます」。我々はたまたま家族歴の調査から,別個に住んでいる百寿姉妹をみつけた。嫁いでいるため姓が異なり,姓から判断することはあり得ない。また,本人および家族から積極的

表7-3 百寿者の家系調査 (1976〜1984年)

年　齢	人　　　　数				配偶者（人）
	父　親	母　親	男同胞	女同胞	
≧100	0	1	0	2	1
91〜99	1	3	6	21	7
81〜90	6	14	19	28	12
≦80	30	28	88	75	72
不　明	68	59	20	30	18
合　計	105	105	133	156	110

に話はなかったので，事前に知る由もなかった．TさんとYさんは百歳の姉妹であった．Tさんは浦添市に，Yさんは本部町に住んでいた．Tさんは元気であったが，残念ながらYさんの具合が悪く，我々の調査を拒否された．痴呆がかなりひどく，しかも寝たきりであり，人にみせたくないということであった．元気な2人の姉妹であればマスコミ受けもしたであろう．

　後期百寿者調査では百寿者夫婦はなかったが，百寿者と90歳代の夫婦は5組あった．前期百寿者調査では百寿の夫婦が1組と，100歳と90歳代の夫婦が7組もあった．後者の中には与那城村で百寿者と99歳の白寿者の夫婦で，もう一息で百寿夫婦になるところであった．具志川の百寿者夫婦は農協の職場結婚であり，親戚関係ではないので家系は異なる．異なる家系から生まれ育って，結婚してから1つ屋根の下で生活したのである．この事実は，環境因子のもたらす影響を見過ごすべからず因子として考慮する余地が十分にあることを示している．環境のヒト寿命に及ぼす影響の調査は実験的証明の試みは困難であるが，遺伝の解明とともに今後一層の解析が要求される．

図7-3　子供数別百寿者数

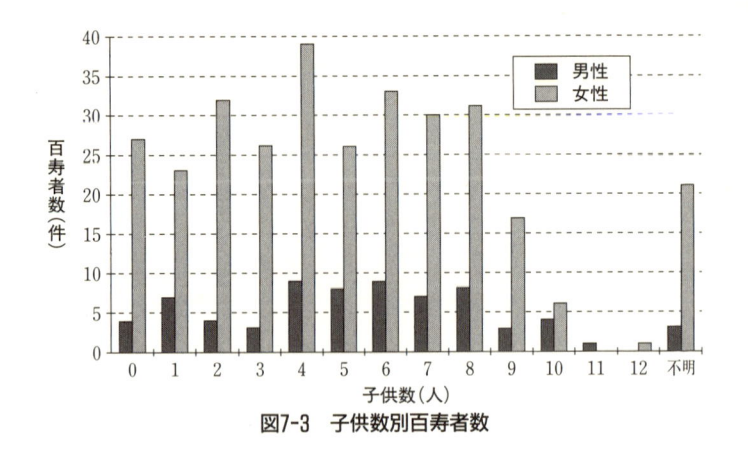

第9節　百寿者の子供の数

　百寿者の子供数は，男性では子供数は最多11人で，男性4人と6人が各9件，5人と8人が各8件，平均5.1人であった（図7-3）。女性では子供数が最多12人で，4人39件，6人33件，2人32件，8人31件の順で，平均4.6人であり，子供0人は男性百寿者で4件（5.7％），女性百寿者で27人（8.7％），合計31人（8.1％）であった。

　近年核家族になって少子社会を迎えている。子供の養育費がかかるので少数精鋭主義となっている。それに比して百寿者家庭は，多数の兄弟姉妹や子供が同居している大家族であることがうかがわれる。これは，当時の家族構造の一般の状況を反映しているものと考えられる。その結果は前期百寿者調査でも同様であった。

　百寿者は結婚回数が多いので前夫，前妻の連れ子を養育している者も多かった。未婚の父や母は後期百寿者調査ではなかったが，前期調査では2人の未婚の母が認められた。

　実子以外の育ての親数の調査はプライバシーに立ち入りすぎることもあって，正確な実数の把握はできなかったが，かなりの人数の実例に遭遇した。

　沖縄では先祖の位牌を男子が継ぐというトートーメーの風習から，

長男がいない場合に養子を迎える家が多い。養子縁組は必ずしも青年，成人になってからに限らず，幼児からの者も多いと思われる。

第10節　百寿家系の平均寿命は68.88歳

兄弟姉妹中に百寿者を持つ家系図の一例を**図7-4**に示した。百寿者家系と対照家系について，両親と兄弟姉妹の平均寿命（死亡年齢）を示し比較した（**表7-4**）。この場合，戦争や事故に関係ある死者・自殺者・行方不明者・年齢不詳者を除外した。百寿者の父親，母親，兄弟姉妹ともに平均寿命は66.54～69.85歳で，姉妹では百寿家系でやや長い傾向にあったが，すべての群において両家系間に推計学的有意差は認められなかった。

現在の沖縄の平均寿命（男74.718歳，女81.72歳）より長寿であった家族構成員のみを選び出し，彼らの平均死亡年齢を調べた（**表7-5**）。この場合，除外者条件は平均寿命の場合と同様である。父親，母親，兄弟姉妹いずれも82～89歳の範囲にあり，いずれも対照群に比して推計学的有意差は認められなかった。

百寿者家系と対照家系について，両親と兄弟姉妹の平均寿命以下死亡者の平均死亡年齢を求め示した（**表7-6**）。この場合も，除外対象者は平均寿命の場合と同様である。この結果，百寿家系の父親，母親，兄弟姉妹いずれの群でも53～59歳の範囲内に分布し，対象家系との間に有意差を認めることはできなかった。

第11節　女性中心の百寿家系

1980年現在の日本の平均寿命は男性74.5歳，女性81.7歳であったので，男性75歳，女性82歳をもって平均寿命達成者とした。父親，母親，兄弟姉，さらに父母兄弟姉妹の全家系構成員についてグループごとに平均寿命達成率を求めた。父親群では百寿家系52.0%，対照家系44.4%であった。母親群ではそれぞれ59.3%と22.2%，兄弟

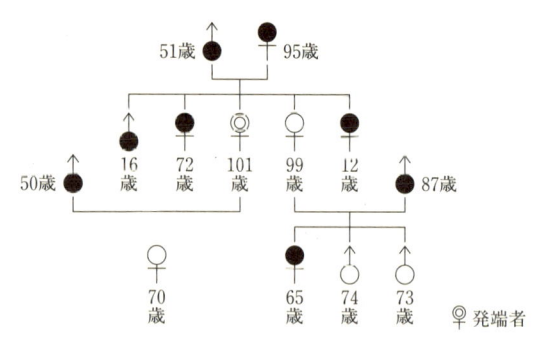

図7-4 兄弟姉妹の超長寿である一家系

表7-4 平均死亡年齢

	百寿家系		対照家系		検定
	n	x̄ ± SD	n	x̄ ± SD	
父親	20	68.75±16.44	8	69.75±16.03	ns
母親	15	69.33±16.89	9	70.11±13.98	ns
兄弟	38	66.54±20.98	16	65.06±20.90	ns
姉妹	55	69.85±23.11	18	63.06±24.67	ns
合計	128	68.88±20.77	51	65.98±20.35	ns

表7-5 平均寿命達成者の平均死亡年齢
(平均年齢 男性74.5 女性81.7)

	百寿家系		対照家系		検定
	n	x̄ ± SD	n	x̄ ± SD	
父親	8	82.75±7.76	3	86.33±8.96	ns
母親	4	88.00±5.29	2	89.50±3.54	ns
兄弟	16	83.88±6.22	6	86.00±7.10	ns
姉妹	23	89.09±4.69	6	86.67±2.58	ns
合計	51	86.37±6.25	17	86.71±5.46	ns

表7-6 平均寿命非達成者の平均死亡年齢

	百寿家系		対照家系		検定
	n	x̄ ± SD	n	x̄ ± SD	
父親	12	59.42±13.81	5	59.80±8.93	ns
母親	11	62.82±14.37	7	64.57±9.86	ns
兄弟	22	53.93±18.77	10	52.50±15.26	ns
姉妹	33	56.98±21.43	12	51.25±21.94	ns
合計	78	57.32±18.69	34	55.62±16.76	ns

第 7 章　老化と長寿の遺伝　107

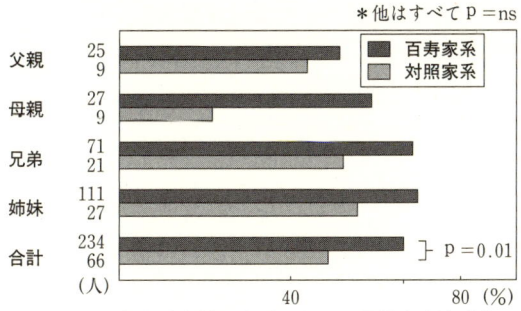

＊他はすべて p ＝ns

父親　25 / 9
母親　27 / 9
兄弟　71 / 21
姉妹　111 / 27
合計　234 / 66　　p＝0.01

（人）

図7-5　百寿家系と対照家系における平均寿命達成率

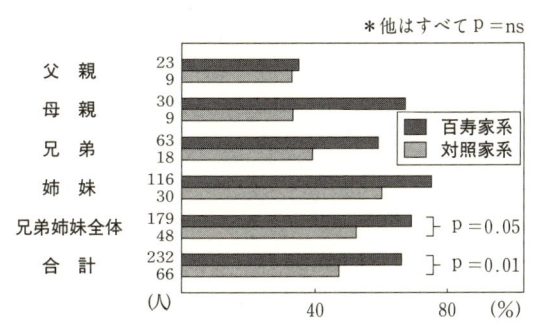

＊他はすべて p ＝ns

父　親　23 / 9
母　親　30 / 9
兄　弟　63 / 18
姉　妹　116 / 30
兄弟姉妹全体　179 / 48　　p＝0.05
合　計　232 / 66　　p＝0.01

（人）

図7-6　百寿家系と対照家系における80歳達成率

群では69.0％，52.4％，姉妹群では70.1％と56.6％で，いずれも百寿家系のほうがやや高いが有意差はなかったが，全家系構成員を総計すると66.7％と48.5％で百寿家系のほうが有意に高かった（図7-5）。

同じ方法で，各グループについて80歳達成率を求めた。この場合は，父親群では百寿家系で34.89％，対照家系で33.3％であった。母親群66.7％，33.3％，兄弟群58.7％，38.9％，姉妹群72.0％，60.0％と百寿家系で高いが有意差はなかった。しかし，兄弟姉妹を合計した群で69.3％，52.1％で有意差があり，また家系構成員全員総計では65.5％，47.0％で，同じく有意差をもって百寿家系で高か

った。したがって，平均寿命達成率より有意差を示す群の幅が大きくなった（図7-6）。

さらに90歳達成率を同様な方法で各グループについて行った。この場合，父親群では百寿家系で9.5%，対照家系で25.0%であった。母親群30.0%，11.1%，兄弟群では23.9%，11.8%で，百寿家系で高い傾向にあったが，やはり有意差はなかった。しかし，姉妹群48.9%，13.6%，兄弟姉妹群総計40.4%，12.8%，家族構成員全員35.6%，14.3%で，有意差をもって百寿家系で高かった。80歳達成率よりさらに有意差を示す群が多くなった（図7-7）。

これらの結果を総合してみると，女性が主体で百寿家系に長寿傾向があることがわかった。しかし，それには長寿が女性を通して遺伝すると断定するのはまだ早計である。ことに母親すなわち女性を中心に，その家庭のライフスタイルが作られていることを無視できない。

第12節　若死は男性でも少ない

前節で百寿者家系で超高齢への達成率が高いことがわかったが，若年死亡率が低ければ一層長寿家系を逆の立場から査証することになると考えられる。

百寿家系と対象家系について，65歳以下死亡率（若年死率）をみた。超高齢者達成率と同じく父親，母親，兄弟，姉妹，兄弟姉妹，家系構成者全員のグループで行った。父親群は百寿家系27.6%に対し，対象家系44.4%であった。姉妹群ではそれぞれ12.7%，26.7%で，百寿家系で低いが有意差はなかった。しかし，母親群では12.8%，40.0%と百寿家系で有意に低く，兄弟群でも15.6%，36.4%と有意差があった。前記の超高齢達成に関する各種指標では女性が主体であったが，ここでは兄弟群でも有意差があったことに意義がある。それを受けて，兄弟姉妹全体では13.8%，30.8%，また全家系構成員でも15.1%，33.3%で，百寿家系が有意低値であった（図7-

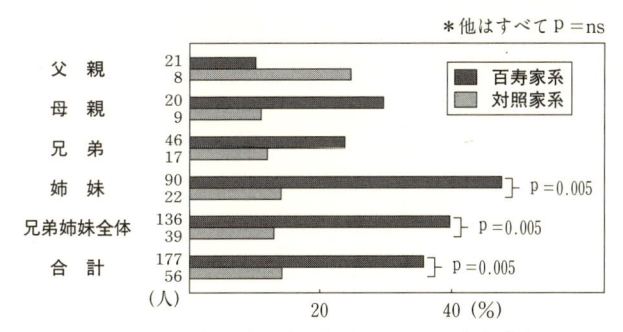

```
           *他はすべてp＝ns
父 親  21
       8
母 親  20
       9
兄 弟  46
      17
姉 妹  90      ｝p＝0.005
      22
兄弟姉妹全体 136  ｝p＝0.005
         39
合 計 177      ｝p＝0.005
      56
     (人)  20    40 (%)
```

図7-7 百寿家系と対照家系における90歳達成率

8)。

　百寿家系で超高齢達成率が高く若死率が低いことがわかったので，80歳以上達成と65歳以下死亡の比率，つまり超高齢達成率／若死率を前記の家系構成グループごとに求めれば，一層顕著な傾向がみられると考えた。この場合，父親群では百寿家系と対照家系で8対8で比は1.00，対照家系では0.75であった。母親群4.00，0.75，兄弟群2.64，0.88，姉妹群5.12，2.25で，百寿家系で高い傾向があるが意外に有意差がなく，家系構成員全体を集めて集計した場合に初めて3.45，1.29と有意差があった（**図7-9**）。

　そこで，高齢達成率を90歳以上にとったら有意差がでると考えて，90歳達成率／若死率を同じ方法で求めた。その結果，父親群では百寿家系で0.25，対照家系で0.50であった。母親群1.20，0.25，兄弟群0.79，0.2であったが有意差は認められなかった。しかし，姉妹群2.59，0.38，それを受けて家系の全構成員については1.43，0.33で有意差が確認された（**図7-10**）。

　その結果，超高齢と若死の比は予想に反して両群に大差がつかず，超高齢達成率が女性に多いことから，90歳以上を取り上げると女性の因子が強く浮き出てくることがわかる。これは超高齢の達成に女性因子が強く，若死では男女の因子がともに同程度に影響するので，長寿／若死比には女性因子が強く影響を及ぼしたと考えられる。

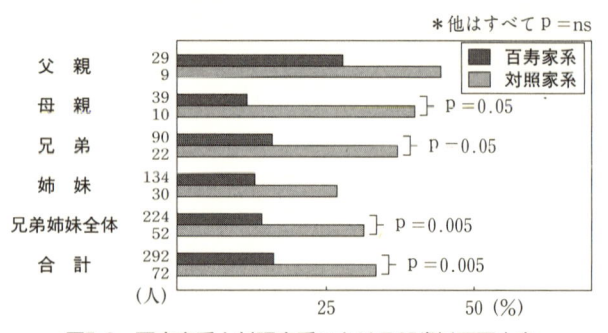

図7-8　百寿家系と対照家系における65歳以下死亡率

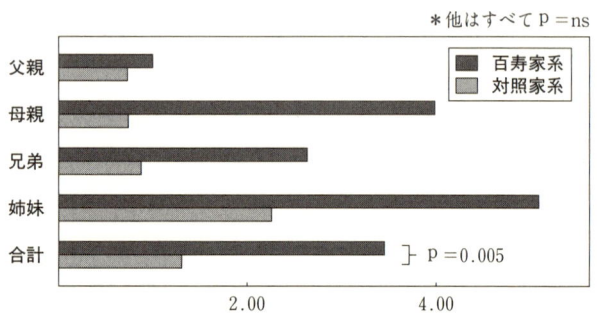

父親　29／9
母親　39／10　] p=0.05
兄弟　90／22　] p=0.05
姉妹　134／30
兄弟姉妹全体　224／52　] p=0.005
合計　292／72　] p=0.005
(人)

＊他はすべてp=ns

図7-9　百寿家系と対照家系における80歳以上／65歳以下比(80↑／65↓)

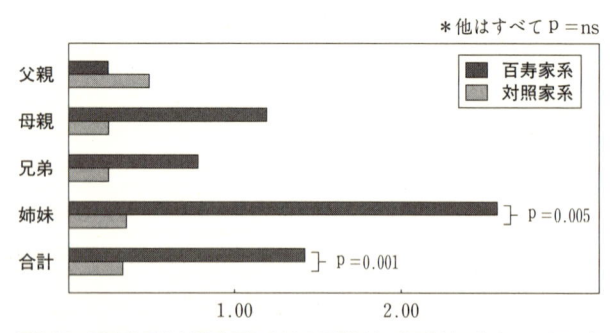

合計　] p=0.005

＊他はすべてp=ns

図7-10　百寿家系と対照家系における90歳以上／65歳以下比(90↑／65↓)

姉妹　] p=0.005
合計　] p=0.001

＊他はすべてp=ns

第13節　長寿は遺伝する

　かつての長寿地域は農村地帯で人口過疎地域が多かった。これは若者が都会へ出かけて，抜け殻のようになった老人地域である。そこで人口構成の補正を行って計算し直した結果，長寿地域イコール過疎地域でないことがわかった。それは何10年も前のことである。

　しかし，農村地帯に老人が多いことには間違いない。そこで長寿地域の指定には，松崎は地域内の65歳以上老人人口の中の80ないし90歳以上の人口の高い地域を長寿地域としていうべきである。つまり80歳以上／65歳以上比，R80，90歳以上／65歳以上比，R90の指標が高い地域であるべきことを提案した。私はこれを家系内にも応用して，長寿家系について検討した。80歳以上達成者数／65歳以上達成者数比をR80，90歳以上達成者数／65歳以上達成者数比をR90として家系内の父親，母親，兄弟，姉妹，兄弟姉妹と家系構成員全員の各グループについて百寿家系と対照家系について算出を試みた。

　R80に関しては，父親群では百寿家系では44.4，対照家系では50.0であった。母親群ではそれぞれ80.0と40.0，兄弟群では74.0と70.0，姉妹群では87.9と81.8，全家系構成員では79.2と72.1で父親群以外のグループでは高い指標を示していたが，有意差のあったのは全家系構成員についてのみ認められた。R90は父親群では百寿家系12.5，対照家系40.0であり，R80と同様に百寿家系のほうが低かった。母親群ではそれぞれ40.0と20.0，兄弟群では33.3と22.2で百寿家系で高かったが，いずれも有意差はなかった。姉妹群では60.3と21.4，兄弟姉妹群で52.0と21.7，全家系構成員では46.0と24.2で長寿家系で有意に高かった（図7-11）。

　以上は，姉妹群での90歳以上超高齢者が多かったことを反映した結果と考えられる。R80，R90からは長寿家系で女性の超高齢者が多いことがわかる。しかし，超高齢になればなるほど，長寿家系因子が影響を及ぼしていることを考えると，超高齢者に関して長寿の遺伝の因子が強いといえよう。

＊他はすべて p = ns

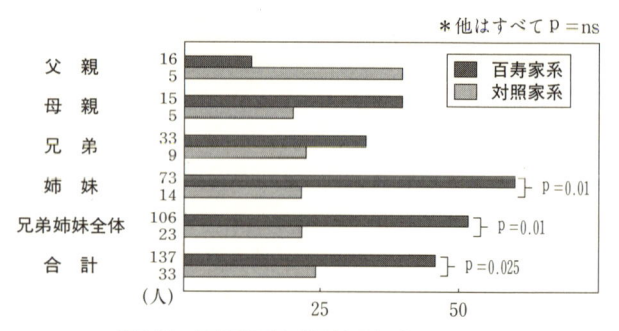

	百寿家系	対照家系
父 親	16	5
母 親	15	5
兄 弟	33	9
姉 妹	73	14
兄弟姉妹全体	106	23
合 計	137	33

姉妹] p=0.01
兄弟姉妹全体] p=0.01
合計] p=0.025

図7-11 百寿家系と対照家系におけるR90

第14節　長寿家系は存在する

　百寿家系と対照家系について，前述の寿命に関する各種の指標を一覧した（表7-7）。平均寿命は百寿家系では68.9歳，対照家系では66.0歳で百寿家系で約3歳高かったが，有意差はなかった。平均寿命達成率は百寿家系66.7％で，対照家系の48.5％より有意に高かった。80歳達成率はそれぞれ65.5％，47.0％で，百寿家系で高かったが，平均寿命達成率とほぼ同じであった。平均寿命が1980年に男性74.5歳，女性81.7歳で，80歳達成率とほぼ同じ年齢であるから当然と考えられる。しかし，90歳達成率ではそれぞれ35.6％，14.3％で大きく水をあけた感じとなり，90歳の超高齢達成率は百寿家系で顕著であった。若死率（65歳以下死亡）はそれぞれ15.1％，33.3％で，百寿家系で有意に低率であった。80歳以上／65歳以下比は，百寿家系3.45，対照家系1.29で，百寿家系で有意に高かったが，90歳以上／65歳以下比ではそれぞれ1.43，0.33，百寿家系で一層顕著な有意差となり，その結果は90歳達成率と同様であった。R80は百寿家系と対照家系で有意差がなかったが，R90では百寿家系で46.0％，対照家系で24.2％で百寿家系で有意に高く，超高齢者の多いことによると考えられた。

　我々が多角的な長寿指数を用いて検討したように，長寿家系は存

表7-7 百寿家系と対照家系における家族歴調査

	百寿家系	対照家系	
対象発端者数	114	11	
平均死亡率	68.88 ± 20.77 (n $=128$)	65.98 ± 20.35 (n $=51$)	ns
平均寿命達成率[a,b]	66.67%(156/234)	48.48%(32/66)	$p<0.01$
80歳達成率[b]	65.52%(152/232)	46.97%(31/66)	$p<0.01$
90歳達成率	35.57%(63/177)	14.29%(8/56)	$p<0.005$
65歳↓死亡率[b]	15.07%(44/292)	33.33%(24/72)	$p<0.005$
80歳↑65歳↓比[b]	3.45%(152/44)	1.29%(31/24)	$p<0.005$
90歳↑65歳↓比[c,b]	1.43%(63/44)	0.33%(8/24)	$p<0.001$
R80(80歳↑/65歳↑)[b]	79.17%(152/192)	72.09%(31/43)	ns
R90(90歳↑/65歳↑)[b]	45.99%(63/137)	24.24%(8/33)	$p<0.025$

a．平均寿命：男74.5歳，女81.7歳とした（1980）
b．家族全員中の比率として集計した
c．超長寿者指数
ns＝有意差なし（危険率5％以上）

在すると結論づけてさしつかえはあるまい。Abbott によると，90歳男子の妻の死亡年齢と子供の死亡年齢との間に相関を認めており，逆の場合，すなわち90歳の女子の夫の死亡年齢と子供の死亡年齢との間には相関が認められていない。したがって，長寿は女性を介して受け継がれることを発表している。その機序として，さまざまな代謝活性をもつ酵素を含む細胞原形質遺伝要因やX染色体経由の遺伝も考えられるが，母親の生活習慣上の因子，たとえば栄養，料理，運動，生活態度等が多くの影響を子供に与えるので，その面での習慣，環境上の因子も否定できない。しかし，この調査の結果で明らかとなったように，必ずしも女性のみではなく，男性を含む家系全体を通して長寿傾向を認める指数もあり，男性を含む家系全体の遺伝環境を客観的に検索し得る疾病感受性や免疫応答に関係するHLA タイピングなどの検討も重要となろう。

長寿の要因として，遺伝および環境はそのいずれかが択一的に作用するものではなく，両者の複雑な相互作用によって初めて達成されるものであろう。従来，一般老人を対象として，Abbott や渡辺

らは長寿における遺伝的背景の重要性を論じてきた。これらの研究では百寿者が含まれておらず，長寿としてのサンプリングに片寄りがある可能性は十分に考慮する必要があった。しかし，ヒトにおける最高齢年齢階層に属する多数の百寿者にもとづいた今回の研究により，長寿における遺伝的背景の存在が実証されたものと思う。

第8章
免疫と遺伝

第1節　犯人のみつけ方

　血液の中には赤血球と白血球と血小板がある。このことは，小学校や中学校の理科の教科書にも載っているので誰でも知っている。白血球は正常では1 mℓ中5,000〜8,000個あり，好中球，好酸球，好塩基球，単球，リンパ球等の多種類が含まれている。白血球は感染・炎症の起きた場所に集まり，細菌を殺して人体を防御する役割を持っていることは知られていたが，リンパ球の本体はわからなかった。それが警察や検察や裁判所のように，犯人を裁く役目をもっていること，またいかに犯人であるかを特定するかのプロセスとして，免疫を司る大変重要な役割があることが明らかになってきたのはごく最近のことである。

　リンパ球には，胸腺で作られるT細胞と主に骨髄で作られるB細胞とがある。また，大型でアメーバのように自ら移動する自動能をもって血管の内外をはい回っているマクロファージがある。もし炎症や感染が起こると，全身くまなく偵察して走り回っているマクロファージがこれを探知する。ちょうど町や村の巡査のようである。そこでマクロファージは悪い人を捕らえるように，ウイルスや異物を捕まえて飲み込む。そして抗原提示細胞がマクロファージと協調して，ウイルスや異物を抗原として交番であるリンパ節や警察署で

ある脾臓に持ち込む。そこでマクロファージないし抗原提示細胞は、抗原を自己の持っている主要組織適合性（遺伝子）複合体クラスⅡとともに細胞表面に送り出して、アンテナのように自己の細胞膜上に突出させてT細胞に提示する。そこで検察官であるT細胞は犯人を確認するために、抗原をレセプターに照合させて認識する。その際、抗原を単独で認識することはできない。そのためには、抗原に対応したシグナルを持つ分子がくっつく必要がある。その分子が主要組織適合性（遺伝子）複合体であり、コード化された遺伝子でモンタージュ写真のようである。その主要組織適合体にはきわめて多種類のものがあって、抗原にあっているものだけが選択される。1つ1つのT細胞は係わりが決まっていて、異なるタイプのレセプターといわれるアンテナを持っている。レセプターは細胞膜表面から外へ向かって一面に毛が生えたように突出している（図8-1）。こうして、特定な主要組織適合性複合体を持っているT細胞だけがそれを認識する。

その結果、選ばれたT細胞はB細胞のところに行って、これをB細胞に提示するとともに、そのT細胞から放出された抗原特異因子がB細胞に働く。ここでも対応するレセプターを持ったB細胞が選択されて増殖し、その抗原に対応する抗体を続々と産生して犯人を捕らえる（図8-2）。

T細胞には働きの異なる多種類のものがある。B細胞に抗原を提示してB細胞の抗体産生を助けるT細胞がヘルパーT細胞である。ヘルパーT細胞は、主要組織適合性複合体のクラスⅡ分子を認識する。他の種類のT細胞には刑の執行官であるキラー細胞があり、抗原に対して殺作用を起こすが、自己と異なる移植細胞や、変質したりして自己と異なる、つまり非自己と認識された細胞に対して拒絶反応を起こして、それらを排除する。この際に、B細胞でつくられた抗体と抗原の結合による処理とともにキラー細胞は提示細胞からの抗原との分子を認識したうえ、選ばれたキラー細胞が直接の殺作用によって抗原や異物を処理する。

会合認識

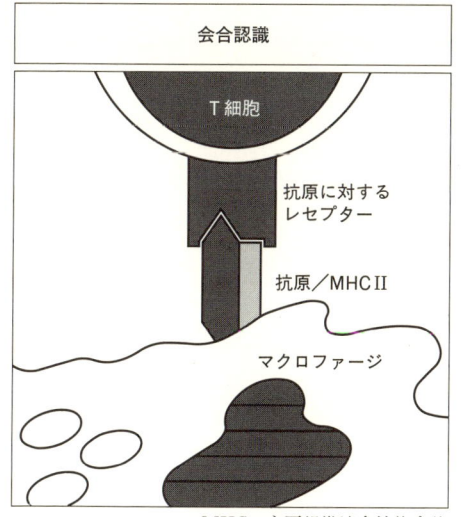

MHC＝主要組織適合性複合体

図8-1 マクロファージによる抗原提示

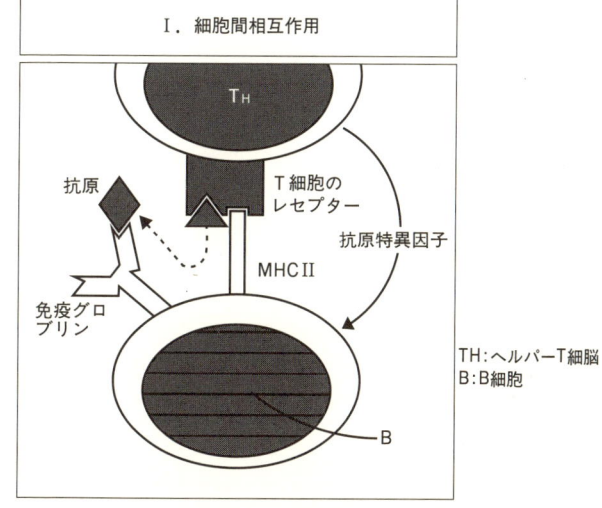

I．細胞間相互作用

TH：ヘルパーT細脳
B：B細胞

図8-2 ヘルパーT細胞によるB細胞活性化の機構

第2節　疾病感受性の遺伝

　主要組織適合性（遺伝子）複合体には**第8章1節**で述べたように，クラスⅠとクラスⅡがある。ヘルパーT細胞がウイルスや異物を認識して免疫機能を発揮するのに，最も強く関連しているのがクラスⅡで，特に疾病との関連性が強い。

　人間の体をつくっている，約60兆個にもなる細胞の1つ1つの細胞核の中に46本の染色体が詰まっている。染色体は2本の螺旋状の糸のこよりになっている。それぞれの糸に4種類の塩基，A（アデニン），T（チミン），C（シトシン），G（グアニン）が一直線に配列していて，他方のこよりの糸に乗っている塩基と対をなし，64億の対ができている。そのうちの10万種類が遺伝情報を伝えている。人のDNAの塩基配列はすべて解明されている。つまり，暗号が解読されているのである。

　第6染色体は「く」の字の形をしているが，「く」の字の曲がり角が中央ではないので短鎖と長鎖になる。短鎖の端に近い位置にA，B，Cの他Dグループ（DRとDPとDQ）の座があって，その座のうえに1人ひとり異なる対立形質を持つ遺伝子，アリール（対立形質遺伝子）がのっている。この異なる状態を多形性という。クラスⅡはD座にのっている。1996年6月現在，D座にある対立形質は，DRは1～16，DPAは1～4，DPBは1～69，DQAは1～6，DQBは2～6の多種類のアリールが発見されているが，次々と新しい遺伝子が発見されつつある。

　クラスⅠはA，C，Dの座にあり，DグループのクラスⅡの遺伝子とともにハプロタイプを形成している。連鎖した対立形質遺伝子群をハプロタイプと呼ぶ。なお，A，B，Cの座の位置がA，C，Bの順であることが後でわかったので，現在A，C，Bの順で並べる。ところで，たとえばA2-C3-B35-DR5のハプロタイプがあったとする。このような遺伝子対は父親と母親から一対ずつ貰うので，たとえばA2-C3-B35-DR5とA24-C5-B54-DR5を持っているとす

れば，DR5に関してはホモとなる。この場合，A-C-Bタイプに関してはヘテロである。これらは人リンパ球抗原のパターン分析でHLAタイピングといわれている。なお，ハプロタイプの間では遺伝子の間隔が近いため，因子間での組合せの変化，つまり変異は普通では起きないとされている。

DR遺伝子そのものも，特定の疾患発症と密接に関連しているが，最近では，さらにハプロタイプの組合せと特定の疾患の発症の関連性が追求されている。これがガン家系とか糖尿病家系といわれていた疾病感受性の遺伝である。それによって，かつて体質といわれていた現象の一部が解明されたということになる。

第3節　病気にかかりやすくする遺伝子と抑える遺伝子

人間の人リンパ球抗原（HLA）とマウスのもっているH2抗原と同じと考えられる。マウスの寿命とH2との間には明らかな相関が認められている。人間では主要組織適合性領域（MHC）遺伝子複合体クラスⅡ，つまりDグループであるDR，DQ，DQ，DP遺伝タイプとの疾病発現の関連性が強く示されている。疾病の対応と寿命とは大いに関連があると考えられる。

そこで我々は，沖縄在住の百歳老人114人（男23人，女91人）と沖縄県民の対照者159人を，HLA抗原DR座の遺伝子について調べた（図8-3）。DR9が百歳群で7例8.5％で，沖縄の70歳健康老人である対照群の49例30.8％に比して明らかに低く，相対危険度4.8であった。すなわちDR9非保有者は，4.8倍も長寿を獲得しやすいと考えられた。前期百寿者調査の際には3.4％の保有率で，相対危険度はもっと開いて13.5倍を記録した。一方，DR1が百寿群で5例6.1％に認められたのに比し，沖縄70歳健康群の対照群では0例であった。沖縄県の若年者から百歳に至る年齢階層別HLA-DRの分布を示した（図8-4）。DR9は90歳代より百歳代にかけて多く分布していることがわかる。これはDR9保有者が80歳までに淘汰された可能性がある。

*p<0.05 その他は有意差なし

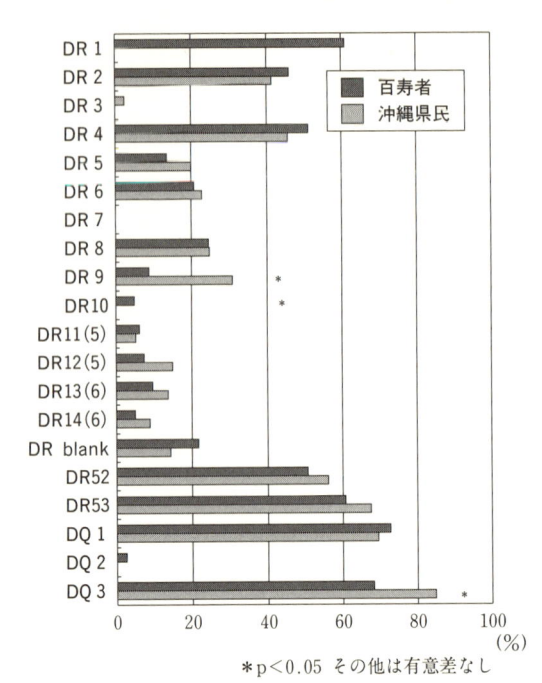

図8-3 沖縄百寿者と県民のHLA-DRおよびDQの分布

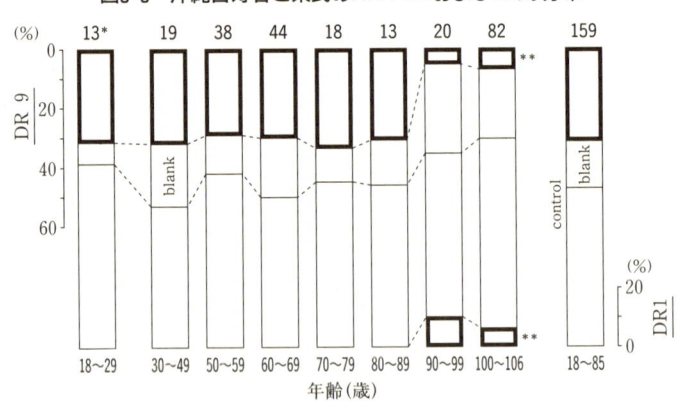

*：例数　　**：対照群に対する補正P値(Pc)
DR1：　90歳≦　Pc=0.0367、RR=13.3　　　DR9：　90歳≦　Pc=0.0001、RR=5.2
　　　100歳≦　Pc=0.1260、RR=12.3　　　　　　100歳≦　Pc=0.0013、RR=4.8

図8-4　若年層から百歳に至る年齢階層別HLA-DRの分布

表8-1 沖縄百寿老人群の HLA-DR パターンによるエリート・非エリート群の頻度

		エリート群 DR1 (+) DRw9 (−)	半エリート群 DR1 (+) DRw9 (+)	半エリート群 DR1 (−) DRw9 (−)	非エリート群 DR1 (+) DRw9 (+)	合計
百歳老人群	数 (%)	5 (6.1)	0 (0)	70 (85.4)	7 (8.5)	82 (100)
対照群	数 (%)	0 0	0 (0)	110 (69.2)	49 (30.8)	159 (100)

　DR9は日本人では膠原病を主体とした自己免疫疾患との関連性が高く，これを保持していないことは自己免疫疾患をまぬがれ得るものと考えられる。DR1はカンディダ抗原に対する細胞性免疫応答を高めるし，T細胞の分化や分裂を誘導する分子（マイトゲン）といわれているPHA（フィトヘマグルチニン）に関しては感受性を高めて，リンフォカインを分泌することが知られている。リンフォカインはリンパ球からつくられる多種類の物質で，抗体とは異なる分子でインターロイキンやある種のインターフェロン等がそれらに含まれている。リンフォカインは免疫細胞間でシグナル伝達を司る分子で，たとえばT細胞からB細胞へシグナルを送ってB細胞の抗体産生を助けたりする。すなわち，外的抗原刺激に対して免疫機能を高めると考えられる。したがって，百寿者のHLAを総括して考えると，百寿者では疾病発症に関わる遺伝子が少なく，疾病に対応する遺伝子，つまり発病を抑える遺伝子が多いことが長寿の要因を支持しているものと考えられる。

第4節　遺伝的エリートは性的に活発

　HLA・DR9保有者は，リュウマチやエリテマトーデスなどの間質組織の病気，膠原病になりやすい。DR9の保有者は非保有者に対し，4.8倍病気への危険度が高く，DR9は悪い遺伝子ということに

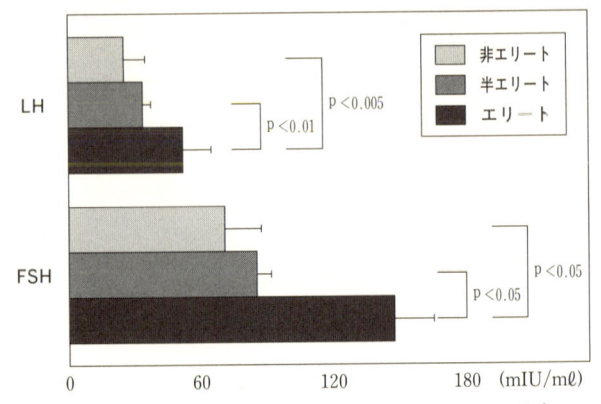

図8-5 若年層から百歳に至る年齢階層別HLA-DRの分布

なる。一方，DR1は免疫反応を高めるので，良い遺伝子ということになる。

そこでDR1 (+) とDR9 (−) を持っている百寿者を長寿エリートと考えた。百寿群82人と沖縄70歳代健康老人の対照群159人についてDR1とDR9の分析について集計し，DR1 (+)，DR9 (−) をエリート群，DR1 (−) とDR9 (+) を非エリート群，DR1 (−) とDR9 (−) ないしDR1 (+) とDR9 (+) を半エリート群として分類を試みた (表8-1)。

百寿群の中にHLAからみたエリート群は5人6.1%であるが，対照群では0%であった。半エリート群は百寿者で70人85.4%，対照群では110人69.2%であった。一方，非エリート群は百寿者で7人8.5%，対照群では49人30.8%であった。裏を返せば，百寿者の77人93.9%は必ずしも長寿エリートでないといえるから，百寿達成には遺伝因子より環境因子が優勢といえる。

ところで，百寿エリートに活動性長寿のイメージがあることから，性的老化現象と密接に関係していると考えられている脳下垂体性腺刺激ホルモンのレベルを調べた (図8-5)。LHもFSHもともに高いことから，エリート群は性的に活発であるといえる。なお，

HLAとホルモン環境についての詳細はホルモンの章で述べる。

ところで、長寿エリート群は特別な身体・精神的健康グループであろうか？　その質問に答えるためには各群のADLやQOLの解析が必要であろう。それにはエリート群の数が少なすぎるので、より多くのエリート群が集まった時点で症例の解析と集計を行いたい。

第5節　百寿者を決めるDR遺伝子アリール（対立形質）

遺伝子は、両親から受け継がれるので遺伝因子は対になっている。対の遺伝子が同じであるものをホモという。表面に現れる遺伝情報から遺伝子数を数えると、ホモでは因子型（ジェノタイプ）は2個、表現型（フェノタイプ）は1個になる。また、異なったタイプの遺伝子が対になっているヘテロの場合は、表現型は遺伝的に有意のものを表現することになる。したがって、劣性の因子は隠れてしまう。HLA遺伝子は今後も続々と発見されるであろうが、現在はまだ無数の不明遺伝子（ブランク）が存在する。したがって、遺伝子は表現型についてではなく、因子型について述べるべきである。

現在までに、血清からのタイピングで、沖縄百寿者ではHLA-DR1が多く、HLA-DR9が低いことがわかっている。これは表現型としての型である。したがって、表現型のDR1は、両親から受け継いだ遺伝子座のDRローカスにDR1を対として持っているのか、DR1の1個とブランク1個を持っているのかは不明である。そこで、秋坂らはHLA-DRの因子型ジェノタイプを知るために、HLA-DQとDRをPCR法によってDNAを断片的に切り出し、それらを増幅してジェノタイプの解析を行った。

100～110歳の百寿者男性25人、女性95人、平均102.3±1.9歳、対象は沖縄県在住の20～75歳の男性42人、女性87人、平均63.5±10.7歳である（表8-2）。それによると、表現型のDR1に属するDRB1ローカスの分析から、DRB1-0101が有意に高値であることを発見して、DR1の長寿への関連性を見出している。鈴木はそれらを包括的

表8-2 HLA-DRB1アリールの頻度

DRB1	百寿者 (n=120)			一般成人群 (n=129)			P	Pc	PR
	n	GF(%)	PF(%)	n	GF(%)	PF(%)			
0101	12	5.0	5.4	3	1.2	1.3	0.016	0.408	4.300
1501	25	10.4	10.3	35	13.6	13.9	0.335		
1502	15	6.3	6.3	13	5.0	4.9	0.567		
1602	3	1.3	1.3	2	0.8	0.9	0.676		
0302	2	0.8	0.9	2	0.8	0.9	1.000		
0401	9	3.8	3.6	9	3.5	3.1	1.000		
0430	9	3.8	4.0	23	8.9	9.4	0.027	0.670	0.421
0405	46	19.2	17.4	65	25.2	22.9	0.131		
0406	9	3.8	3.6	6	2.3	2.7	0.435		
0407	4	1.7	1.8	3	1.2	1.3	0.716		
0410	7	2.9	3.1	7	2.7	3.1	1.000		
1101	13	5.4	5.8	7	2.7	3.1	0.170		
1102	2	0.8	0.9	0	0.0	0.0	0.500		
1201	7	2.9	2.7	1	0.4	0.4	0.032	0.829	7.525
1202	4	1.7	1.8	2	0.8	0.9	0.435		
1301	1	0.4	0.4	4	1.6	1.8	0.374		
1302	3	1.3	1.3	15	5.8	5.8	0.007	0.187	0.215
1401	27	11.3	11.6	7	2.7	2.7	0.0002	0.004	4.146
1402	1	0.4	0.4	1	0.4	0.4	1.000		
1405	3	1.3	1.3	1	0.4	0.4	0.356		
1406	5	2.1	2.2	1	0.4	0.4	0.111		
0701	0	0.0	0.0	1	0.4	0.4	1.000		
0802	7	2.9	3.1	3	1.2	1.3	0.208		
0803	6	2.5	2.2	13	5.0	5.4	0.164		
0901	20	8.3	8.5	34	13.2	12.1	0.086		

PF(%):フェノタイプ頻度　GF(%):ジェノタイプ頻度　P:ジェノタイプに関するフィッシャーの直接確率　Pc:補正P値　PR:相対的確率

にまとめて,「老化と長寿の遺伝」の総説とした。

　染色体の同じ遺伝子座(位置)にのっている,遺伝子の異なる形質を対立形質(アリール)と呼ぶ。DRB1のアリールではDR1に属するDRB1-0101が百寿者で因子型頻度5.0%,表現型頻度5.4%で,沖縄対照群のそれぞれ1.2%,1.3%に比し有意に高く,その相対的確率は4.3倍である(表8-2)。しかし,前期百寿者における血清タイピングでは,DR1の相対確率は12.3であった。DRB1-1401も,百寿者では因子型頻度11.3,表現型頻度11.6と高く,沖縄の一般人のそれぞれ2.7%,2.7%に比べて相対確率が4.1倍である。しかし,

DRB1-1401は，日本本土人では6.3％に認められ，もっと多いDRB1のアリールである。しかも百寿者ではDRB1-1401の他，DQB1-0503は因子型頻度12.1％，表現型頻度13.1％で，沖縄対照群のそれぞれ2.3％，2.8％に比し5.20倍も高い。DQA1-0101=0104は百寿者で因子型頻度22.9％，表現型頻度24.4％，沖縄対照群でそれぞれ13.2％，15.0％で，相対確率1.7倍である。またDQA1，05も百寿者で因子型頻度11.7％，表現型頻度13.5％で沖縄対照者のそれぞれ4.7％，5.6％より2.5倍の相対確率を示して高かった。

百寿者では，DRB1-1401とDQB1-0503，DQA1-0101=0104と連携しているハプロタイプが多いが，一般沖縄人では特異的に多い。これは上海人でも同様に多く，沖縄と福建省との交流のあった歴史を考えると，人類学的には大変興味をそそるところである。

表現型DR9に属するDRB1-0901は，百寿者では因子型頻度8.3％，表現型頻度8.5％で，対照のそれぞれ13.2％，12.1％に比し逆に少ない。しかし有意差がなく，DR9の前期百寿者での血清タイピングで行った結果に必ずしも合致しないが，その有意差は0.086で，母集団を多くすれば百寿者で再び有意差が出てくる可能性もある。

結局，沖縄百寿者の特徴として，DRB1-1401とDQB1-0503との連鎖したハプロタイプが，特に長寿に有意に関連していると考えられる。

第6節　百寿者は免疫的エリート

いわゆる体質の遺伝は，単純な様式によるものではなく，多くの因子が関わっているものである。しかもいろいろな疾患の病態にも複雑に絡み合っている。病気の罹患や，発症に関係する免疫の発現様式にも遺伝因子の関連が強い。

抗体によって認識された，人リンパ球の細胞表面タンパクをCDマーカーと呼ぶ。その分析は，免疫状態を知る最初の手がかりとして臨床でも常に行われる。その中で，CD3はT細胞の抗原受容体

（レセプター）と関連した細胞活性に関与している。CD3はCD4とCD8に分けられる。CD4はヘルパーT細胞にあり，主要組織適合性領域（MHC）遺伝子複合体クラスIIの拘束性（抗原に対して特定なクラスの遺伝形質に結びつくことが決められていること）に関与している。CD8はキラー細胞やサプレッサーT細胞にあり，クラスI拘束性に関与している。なお，サプレッサーT細胞は他のT細胞やB細胞の働きを調節していて，特定の抗原レセプターを持つ細胞の反応を抑制する。

　高田，園田は沖縄在住の健康人を対象に，細胞表面マーカーを検討した（**表8-3**）。その中で，HLA-DRを持つ細胞は加齢とともに増加し，百寿者で最高値になっている。CD3は年齢とともに減少する。CD4も減少するが，CD8は90歳代で多くなり，ピークに達する。CD4/8比は百寿者で最も低くなっている。

　従来，百寿者ではヘルパーT細胞の表面活性を示すCD4とキラー活性を示すCD8の比，すなわちCD4/8比が小さくなる。これは超高齢になるとヘルパー細胞が減り，キラー細胞が増加するためといわれていた。キラー細胞は抗体の結合した標的細胞を殺害するが，NK細胞（自然キラー細胞）は抗原に感染されていないような標的細胞をも殺害する特有な細胞で，一種の非T非Bといわれる細胞である。

　NK細胞の一部はCD8（＋）である。しかし，表面マーカーを複数同時分析できるようになった結果，NK細胞はCD3（−）8（＋）と考えられる。そこで，CD3（＋）8（＋）細胞が本来のキラーT細胞（CD8T細胞）とするなら，CD4/8比はCD4/CD3（＋）8（＋）比ということになる。その結果，CD4/3（＋）8（＋）は70〜80歳でピークになり，百寿者では40,50歳代と同じとなった（**図8-6**）。つまり，百寿者ではCD8細胞がやや減少している中で，NK細胞が増加している影響を大きく受けることがわかる。

　また，CD11a抗体を用いて解析すると，CD8（＋）11a（＋）細胞が百寿者で特異的に高い（**図8-7**）。リンパ球の機能に関連する抗

表8-3 フローサイトメーターによって分析したリンパ球表面マーカー

年齢(Y)	CD3	CD4	CD8	CD4/CD8
20-40歳代	70.8±6.5	37.2±6.6	31.5±5.4	1.29±0.45
60歳代	62.5±7.2	42.8±6.9	23.2±6.1	1.98±0.59
70歳代	60.3±9.5	40.5±9.7	25.7±6.1	1.76±0.75
80歳代	65.7±7.3	42.8±7.7	26.8±10.1	11.8±0.35
90歳代	59.3±13.4	31.2±6.5	40.7±14.3	0.91±0.35
100歳代	53.6±15.5	30.7±9.0	37.7±14.6	0.85±0.35

年齢(Y)	CD16	CD57	CD11	HLA-DR
20-40歳代	15.7±8.0	21.5±7.5	33.6±9.1	27.6±7.2
60歳代	15.5±5.5	27.9±5.8	31.0±7.6	30.6±9.9
70歳代	19.6±7.1	29.5±11.8	39.0±10.2	38.9±7.5
80歳代	21.6±8.1	31.7±10.1	37.0±4.9	37.6±10.1
90歳代	30.0±11.6	36.3±18.0	51.9±16.9	53.9±13.5
100歳代	32.4±16.6	43.9±14.6	56.5±12.2	56.8±12.4

平均値±標準偏差（%）

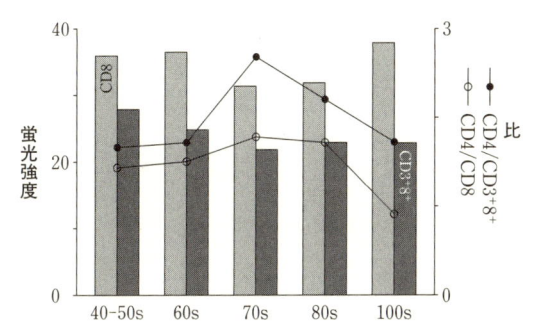

図8-6 CD4／CD8比におけるNK細胞(CD3$^-$8$^+$)の効果

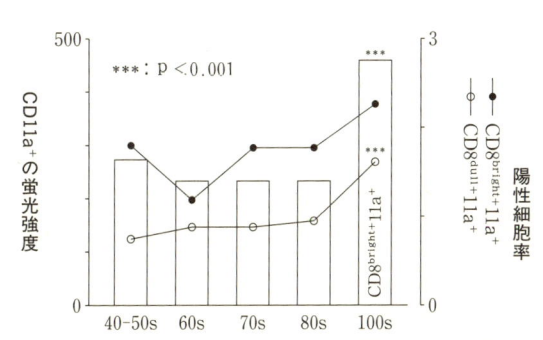

図8-7 CD8, CD11aの表示とCD8$^{bright+}$11a$^+$細胞の蛍光強度の解析

原（LFA1）に対する抗体のCD11aが百寿者で高いことがわかった。LFA1はリンパ球の活性化，キラー細胞の活性発現に重要な細胞間の接着分子である。これらから百寿者は免疫機能や細胞間相互作用の点で，免疫的に特異なエリート集団であることを示している。

　一方，栄養等の環境因子がT細胞の機能を変えることも発表されており，寿命の遺伝は体質の遺伝と相まって一層複雑なものといえる。

第7節　寿命時計

　動脈硬化の危険因子の1つに血清コレステロールのパターン，特にHDLコレステロールやLDLコレステロールの分画が注目されている。人の家族性高脂血症のホモ型では，LDLレセプター遺伝子の突然変異が明らかにされている。また，受容体（レセプター）とタンパクの結合様式も結合能も注目されつつある。細胞膜を構成するタンパクのアミノ酸構成をみると，DNAの塩基（暗号）の指示によって作られた膠原繊維の基礎要素であるグライシン・プロリン・ハイドロキシプロリンなどのアミノ酸も重要である。これらの血中の濃度・遊離状態・代謝過程にも遺伝的素因が十分関連しており，それらが単独，あるいは連鎖して細胞膜の傷害・破壊・修復に重要な働きを及ぼすと考えられている。今後それらの分子レベルでの研究の進展が持たれる。

　寿命が遺伝に支配されていると思える証拠は多い。たとえば，一卵性双生児の平均寿命の違いは3歳である。長寿者どうし（70歳以上）から生まれた子供の長寿者率は46％であり，短命（49歳以下死亡）の両親からの長寿者は3％で，明らかに差がみられる。

　ここでは百寿に関する遺伝子形質としてDR1, DR9を取り上げたが，疾病発現に関連する遺伝因子，免疫活性を高める遺伝因子，障害部の修復に関連する遺伝因子などの免疫機序の他，臓器機能に関連する遺伝子などを考えると，寿命決定に関連する遺伝子は極端

に多い。

　アメリカの国立加齢研究所では健康百寿者からリンパ球と繊維芽細胞を採取し，健康な人生を送ることのできる時間を最大限にすることを目標に，ビタミン摂取やエネルギー制限の研究を行っている。研究を行っている C.Harley や C.W.Greider らは，すべての染色体の末端に繰り返し構造を取っているテロメーア（teromeres：遺伝子シークエンス）の存在をみつけ，細胞分裂の度に短縮し，最終的には消失して細胞を老化に導くことを発見している。これが一種の寿命時計なのである。このように考えると，老化と長寿に関する現在の遺伝の研究はまさに，氷山の一角にたどり着いたに過ぎないといえよう。

　寿命や老化が，単一な遺伝子によって規定を受けているとは考えられない。個々の疾病の発現や病態に関与する遺伝子が存在するのであろうから，それらの集約的結果として疾病回避や老化遅延が起きて長寿がもたらされるものと考えられる。

　今後，遺伝的寿命つまり天寿まで人の寿命を伸ばし，病的老化を起こす遺伝子や環境因子を解明し，コントロールすることが老化の制御である。その際，いわゆる「健康で生きがいある長寿」は生命科学上の重大な命題であるといえよう。

第8節　百寿者は若い頃から動脈硬化になりにくかった

　アポタンパクは，コレステロール，中性脂肪，リン脂質と複合し，リポタンパクを形成して血中に存在し運搬される。アポタンパクには通常 AⅠ，AⅡ，B，C，E がある。糖質は腸から吸収されると肝臓内でグリセロリン酸になる。同じく腸から吸収された脂肪酸と一緒になり，中性脂肪が合成される。中性脂肪はコレステロールやアポBと会合して，VLDL リポタンパクとなって血中に出る。VLDL リポタンパクは LPL（リポタンパクリパーゼ）の作用によって，中性脂肪が分解され，アポEと会合してＩDL リポタンパクに

なる。さらに肝臓のリパーゼの作用によって中性脂肪がさらに分解されてLDLリポタンパクになる。LDLリポタンパクは，動脈硬化の発症を進行させるので悪玉と呼ばれている。VLDLよりIDLの代謝の過程でさらに中性脂肪を失い，アポAI，AIIを得てHDLリポタンパクが作られる。LDLリポタンパクは動脈硬化巣を清掃する作用をもっているので善玉と呼ばれている。

広瀬らは1994〜1996年に，東京都の百寿者55人にアポタンパクEの多型性を静脈血を用い，電気泳動法によって調べた。対照として，慶応義塾大学付属病院老年科に通院中の，消化器疾患ならびに高血圧の973人を選び同様な検査を行った。アポタンパクEは，電気泳動法で通電することによって荷電が異なるのでE2, E3, E4の亜型（アイソフォーム）が分離してくる。これは表現形（フェノタイプ）である。アポEのアイソフォームは，DNAの分離によって因子型としてより正確に検出される。それらは対立遺伝子アリールの$\varepsilon 2$, $\varepsilon 3$, $\varepsilon 4$のそれぞれの遺伝子産物である。それらは各個人の父方，母方より各1個のアポEの亜型を受け継ぐ。

百寿者群と対照群を集計してみると，表現形のE2/E2は3.6%, 0.2%, E2/E3は9.6%, 5.9%, E2/E4は 0 %, 0.7%, E3/E3は70.9%, 73.2%, E3/E4は16.3%, 18.4%, E4/E4は0%, 10.3%であった。つまり，百寿者にはE2, E3が多く，E4/E4が少ない。これをアリール頻度でみると$\varepsilon 2$が多く，$\varepsilon 4$が少ないことがわかった（表8-4）。

E2は血中のコレステロールを低下させ，E4は中性脂肪を上昇させる。またE4はアルツハイマー型痴呆に関与している。したがって，E4は動脈硬化や痴呆に関する危険因子であり，E2は逆に動脈硬化や痴呆になりにくく，長寿に有利な因子ということができる。つまり，百寿者はE2が多く，アポEの多型性から良い因子を担っていると考えられる。これは，フランスやフィンランドの百寿者でも認められている。フィンランド人は，一般にE4が多く，心筋梗塞の罹患，死亡率が高く，E4保有者は心筋梗塞の頻度が高いのと

表8-4 日本百寿者のアポE多型性

フェノタイプ/アリール	百寿者 n=55	対照群 n=973
アポE フェノタイプ		
E2/E2	2 (3.6)	2 (0.2)
E2/E3	5 (9.0)	57 (5.9)
E2/E4	0 (0)	7 (0.7)
E3/E3	39 (70.9)	712 (73.2)
E3/E4	9 (16.3)	179 (18.4)
E4/E4	0 (0)	13 (1.3)
その他	0 (0)	3 (0.3)
アポE アリール		
$\varepsilon 2$	9 (8.2)	69 (3.5)
$\varepsilon 3$	92 (83.6)	1,662 (85.4)
$\varepsilon 4$	9 (8.2)	212 (10.9)
その他	0 (0)	3 (0.2)

数字は対象例数で（ ）内は％を表す。

表8-5 アポE多型性と血中脂質値

脂質値	E2/E2+E2/E3 (n=7)	E3/E3 (n=38)	E3/E4 (n=9)
総コレステロール	127.8±10.8	167.7±5.5*	148.0±11.3
VLDL-C	10.3±3.5	8.9±1.5	11.4±2.4
LDL-C	54.0±9.5	9.29±6.4*	78.1±11.2
HDL-C	45.0±5.0	44.2±2.0	36.6±4.4
アポタンパクA1	107.4±8.2	114.5±4.0	96.1±6.8
アポタンパクB	53.3±4.7	89.5±5.0*	82.2±10.4
アポタンパクE	7.7±1.2	5.3±0.2*	4.6±0.6*

分散分析で有意差のあった項目についてE2と比較した。
*はE2との比較で$p<0.05$の項目を示す。

一致している。

広瀬はE2／E2とE2／E3のグループでは，総コレステロールとLDLコレステロールとアポBが有意に低いことを認めている（表8-5）。したがって，百寿者は若い頃から総コレステロール，LDLコレステロールが低く，動脈硬化になりにくかったと述べている。また，認知機能から痴呆の発症について検討し，E2保有者は正常が57.1％，E4保有者は22.2％であり，E2は痴呆防御因子であるこ

とをも示唆している。

第9節　LP(a)の亜型が動脈硬化や痴呆を遺伝する

LP(a)はLDLリポタンパクの一種の変異形で，アポBを含むLDLリポタンパク粒子とアポ(a)が，S-S結合という特殊な結合をした一種のリポタンパクである。構造上では，大分子のVLDLリポタンパクと中サイズのLDLリポタンパクの中間である。LP(a)は動脈壁へ脂質の蓄積を起こす他，血液凝固性を高めるので，動脈硬化を促進するとともに急性心筋梗塞などのように血栓を起こしやすくする。LP(a)は分子量によって7つの亜型（アイソフォーム）に分類される。それらは分子量（目方）の軽いほうからF，B，S1，S2，S3，S4，nullである。Nullは未知のものであり，現在S4が最も分子量が大きく，動脈硬化との関連性が最も高いといわれている。これらのアイソフォームは父親，母親から遺伝的に受け継がれると考えられる。

広瀬は東京都の百寿者の58人と，対照群3,698人についてLP(a)を測定したところ，百寿者では25.2±17.9mg/dℓ，対照群では22.5±18.2mg/dℓで，ほぼ同程度であったが，アイソフォームのS4が百寿者で最も高く（表8-6），LP(a)の面からも動脈硬化の素因の遺伝が考えられた。しかも，S4保有者に痴呆の発症率の高いことも証明されている。LP(a)の百寿者の血中値は正常群で16.7±10.2mg/dℓ，痴呆群で28.7±19.4mg/dℓで有意に高くなっていた。

表8-6　百寿者のLp(a)多型性

Lp(a)ジェノタイプ	百寿者 n=51	対照群 n=134
F	1 (1.0)	9 (3.4)
B	1 (1.0)	0 (0)
S1	2 (2.0)	8 (3.0)
S2	8 (7.8)	18 (6.7)
S3	31 (30.4)	109 (40.7)
S4	36 (35.3)	56 (20.9)
null	23 (22.5)	68 (25.4)

第9章
食生活と栄養

第1節　健康百寿と長寿

　長寿には遺伝もさることながら，環境による因子がより重要と考えられる。遺伝因子すら遺伝形質を100％規定通り発現するものではなく，規定されている遺伝形式が環境因子によって修飾されたり，発現しなくなったりすることもある。環境因子の中では，特に栄養が重要な因子である。栄養などの環境因子が，遺伝因子と密接に関連しているT細胞の機能をも変えることも発表されており，寿命の遺伝は体質の遺伝と相まって一層複雑なものといえる。沖縄の長寿現象には，伝統的食習慣の中にその秘密が存在するように思われる。栄養環境が人寿命に及ぼす影響が多大であることが予想されるので，琉球大学医学部地域医療部では，栄養環境の人寿命に及ぼす影響を具体的に調べるために，超高齢者のモデルである沖縄の百寿者の健康時の栄養摂取量と栄養摂取状況を調査した。

　対象は1994年沖縄県在住の元気在宅百寿者39人（男性11人，女性28人）である。方法は書とどめ方式によった。連続48時間の食物摂取時間，摂取品目名と量を本人ないし家族に逐一記録させた。その際，記入しやすいように，各食事ごとに最も予想される汎用料理項目を記入したフォームを作り，事前に配布し，調査担当部員が毎日自宅を訪問してこれを回収し，記入の不備な部分を質問して補足し

た。表の記入に際しては，川崎食品モデル社製のプラスチック食品モデルを用いて，比較計量して記入した。栄養素摂取量の分析は，全例の表の回収が終わった時点でまとめて行った。この際，栄養指標となる生化学および血液学検査，特に総タンパク，アルブミン，総コレステロール，中性脂肪，各種アミノ酸の他に，ビタミンEの血漿および赤血球濃度を測って栄養状態を検討して，かつ体格とADLをチェックして日常活動との相関をも求めた。

比較対照として，沖縄県内の在宅の健康70歳代老人44人（男性13人，女性31人）を選び，同意を得たうえ同様な方式で調査を行った。さらに，厚生省方式で体格を基本に算出した日本人の基準摂取量RDAとも比較した。

なお，栄養調査に関しては，本法のような逐一記載方式以外に，思い出し方式，1日計量，2日計量，3日計量等の多くの方法がある。思い出し方式は，本人ないし家族や観察者の熱心さによって大いに異なる。計量方式はより正確ではあるが，毎回同じ料理を2食分用意したり，残量の分析など大変な労力と時間を要し，本人，家族への負担も大きく実際的ではなかった。その意味では，本法は調査者の労力負担の必要はあるが，本人および家族への負担は低く，適応しやすいと考えられた。また，事前に1日記録，2日記録を行い，その差が大きくないことから，1日の記録で解析に耐えうると考えた。

第2節　腹八分から腹六分へ

栄養摂取量の調査結果を示す（表9-1）。摂取カロリーは百寿者男性1,407kcal，女性1,096kcalであった。男性の場合は70歳男性老人の1,465kcalに比較してやや低く，百寿者女性の1,096kcalは70歳老人の1,044kcalよりかえって高かった。厚生省方式によって算出された百寿者の基準摂取量，RDAは男性1,410kcal，女性1,280kcalであった。これに対して，男性では同等であるが，女性では

表9-1 百歳老人と70歳老人のエネルギーおよび栄養素摂取量

	男性				女性			
	百歳老人	RDA	70歳老人	RDA	百歳老人	RDA	70歳老人	RDA
例数	11		13		28		31	
エネルギー (kcal)	1407±128	1410	1465±85	1600	1096±57	1280	1044±269	1400
タンパク (g)	57.1±7.3	50	70.9±7.0	65	45.9±4.7	43	35.3±12.5	55
タンパク (エネルギー%)	15.8±1.0		19.5±1.6		16.7±1.3		14.9±0.8	
脂質 (g)	51.8±9.4		43.2±5.7		32.5±3.3↑		23.4±12.3	
脂質 (エネルギー%)	30.7±3.5	20-25%	26.4±3.0	20-25%	25.8±2.2	20-25%	20.8±7.0	20-25%
カルシウム (mg)	624±123	462	450±59	600	400±41	397	325±145	600
鉄 (mg)	20.2±5.7	10	19.1±4.1	10	14.6±3.8	10	12.1±14.2	10
ビタミン A (IU)	1148±195	2000	2779±835	2000	1392±242	1800	1955±2032	1800
ビタミン B_1 (mg)	1.2±0.2	0.6	1.6±0.8	0.7	1.2±0.5	0.5	1.1±2.9	0.6
ビタミン B_2 (mg)	1.6±0.3	0.8	1.3±0.4	0.9	0.8±0.1	0.7	0.6±0.3	0.8
ビタミン C (mg)	245±81	50	83±18	50	90±16	50	88±63	50

↑; t student's t-test で $p<0.05$ 以下の有意差
RDA = Japanese recommended dietary allowances

低かった。一方，70歳の老人では，男女ともに70歳の RDA は男性1,600kcal，女性1,400kcal であり，沖縄の70歳老人レベルの男性1,410kcal，女性1,280kcal は RDA より低く，特に女性では大幅に低かった。

我々は1980〜81年にも百寿者と70歳老人を対象に栄養調査を行った。この際，男女混合した状態で平均値を求めたが，百寿者の総エネルギー量は1,086kcal であった。また，24時間思い出し法によったので，書とどめ法に比して多少低値となる可能性が考えられる。当時，将来の百寿者の体格の向上を想定し，それとともにエネルギ

一量が高くなることを予想したが，20年経った今日それが的中した。

しかし，百寿者のエネルギー摂取量は低い。これは腹八分にあたるのであろうか？　沖縄百寿者の田〇天〇氏は腹六分といっている。若年時の栄養制限が高寿命をもたらすとの報告は，マウスなどの動物の寿命についてMcCayをはじめBauchene，木村，菱沼らの多くの文献がある。沖縄百寿者の現在の栄養摂取量は少ないが，長寿をもたらす要因は過去の若年・壮中年期の栄養摂取状況にある。我々の沖縄百寿者の60歳時代の栄養，体格の聞き出し調査では，いずれも栄養状態が良好とはいいがたい。彼らの青年・中年期は，沖縄の経済・生活状況は良くなく，しかも太平洋戦争の最中であったことを考えると，むしろきわめて貧困な食生活を送っていたにちがいない。

第3節　百寿者のエネルギー摂取量は低くない

エネルギー量は体格とともに増加するであろう。概して体格の大きい外国人は大食いである。日本人の体格も明治，大正，昭和と大きく変わり，若者は大きくなった。それにしたがってエネルギー摂取量は当然多くなっている。年代推移や地域比較をする際には，摂取量に関しては体格比で求めなければ比較はできないであろう。

百寿者の体格は低身長（男性148.3cm，女性138.6cm），低体重（男性46.9kg，女性38.4kg）で，BMI（男性19.64kg/m^2，女性20.0kg/m^2）も低値であった（表9-2）。表9-1に示した栄養値を体重あたりで求めると，百寿者のエネルギー摂取量の体重あたりの数値は，男性29.5kcal/kg，女性29.0kcal/kgで，成人の活動時の平均値30kcal/kgと同等である（表9-3）。ところで，概して70歳女性の摂取エネルギーがRDAに比してより一層低いのは，この年齢層でBMI高値の者が多いことを考えると，女性ではすでにいわゆるダイエットが影響している可能性があることをChanが推測している。

百寿者自身も年代とともに体格が大きくなっており，年代的にも

表9-2 百歳老人と70歳老人の身長，体重，BMI，血液学および生化学検査

	基準値#	男性		基準値	女性	
		百歳老人	70歳老人		百歳老人	70歳老人
例数		11	13		28	31
年齢		101.0±0.8	73.2±0.8		100.0±0.2	73.0±0.4
身長(cm)		148.3±2.1 ↑↑↑	158.5±1.1		138.6±1.1 ↑↑↑	144.8±0.8
1920ないし1948年時の20歳の平均身長*		162.4(1920)	163.7(1948)		150.9(1920)	154.0(1948)
体重(kg)		46.9±1.7 ↑↑↑	58.0±1.8		38.4±1.3 ↑↑↑	52.9±1.6
1920ないし1948年時の20歳の平均体重		54.4(1920)	55.3(1948)		49.3(1920)	51.4(1948)
BMI(kg/m²)	21-26	19.64±2.1	23.1±0.4	21-26	20.0±0.7 ↑↑↑	25.2±0.7
1920ないし1948年時の20歳の平均BMI		20.6(1920)	20.6(1948)		21.7(1920)	21.7(1948)
ヘモグロビン(g/ℓ)	135-176	128±4 ↑	140±4	113-152	109±3 ↑↑↑	134±1
ヘマトクリット(%)	39.8-51.8	38.6±1.2 ↑↑↑	41.5±0.9	33.4-44.9	34.0±0.8 ↑↑↑	40.5±0.3
赤血球数(mil/mm³)	427-570	409.2±20.3	440.1±10.2	376-500	353.8±7.9 ↑↑↑	436.6±3.9
総コレステロール(g/ℓ)	1.50-2.19	1.60±0.16	1.87±0.06	1.50-2.19	1.78±0.05 ↑↑↑	2.23±0.03
HDLコレステロール(g/ℓ)	0.35-1.05	0.43±0.04 ↑↑↑	0.61±0.03	0.35-1.05	0.49±0.02 ↑↑↑	0.63±0.01
LDLコレステロール(g/ℓ)	0.70-1.51	1.03±0.08	1.06±0.05	0.70-1.51	1.14±0.05 ↑↑	1.38±0.06
VLDLコレステロール(g/ℓ)	0.03-0.33	0.15±0.01	0.21±0.03	0.03-0.33	0.15±0.01	0.12±0.01
中性脂肪(g/ℓ)	0.36-1.30	0.96±0.15	0.83±0.08	0.36-1.30	1.00±0.09	1.07±0.06
総タンパク(g/ℓ)	68-82	63.80±1.06 ↑↑↑	72.36±1.13	68-82	68.20±0.96 ↑↑	71.85±1.05
アルブミン(g/ℓ)	41-59	36.10±0.98 ↑↑↑	44.90±1.04	41-59	38.16±1.15 ↑↑↑	44.26±0.98
A/G比(g/g)	1.5-2.5	1.3±0.05 ↑↑↑	1.6±0.04	1.5-2.5	1.3±0.03 ↑↑↑	1.5±0.04

\# 基準値はSRLによる
* 国民栄養調査による
↑ ↑↑ ↑↑↑ t: student's t-testで p<0.05, p<0.01, p<0.001以下の有意差
A/G＝アルブミン/グロブミリン比

表9-3 体重あたりエネルギーおよび栄養素摂取量（百歳と70歳老人比較）

	女性		男性	
	100歳	70歳	100歳	70歳
n＝	28	11	15	6 (人)
エネルギー/体重(kcal/kg)	29.5±10.1	21.8±7.0	29.0±10.2	24.9±4.5
タンパク/体重(g/kg)	1.3±0.8	0.8±0.4	1.2±0.5	1.5±0.6
脂肪/体重(g/kg)	0.9±0.5	0.8±0.7	1.1±0.7	0.7±0.2
カルシウム/体重(mg/kg)	9.9±5.5	8.8±6.8	12.5±5.5	9.9±5.5
鉄/体重(mg/kg)	0.6±0.4	0.2±0.2	0.5±0.5	0.3±0.3
ビタミンA/体重(IU/kg)	36.8±37.0	54.1±54.1	26.6±17.6	29.5±24.2
ビタミンB₁/体重(mg/kg)	0.03±0.07	0.01±0.01	0.03±0.02	0.05±0.07
ビタミンB₂/体重(mg/kg)	0.02±0.031	0.02±0.01	0.04±0.03	0.03±0.04
ビタミンC/体重(mg/kg)	2.4±2.5	2.6±2.5	5.0±5.7	0.9±0.8

相応に総エネルギー量が高くなっている。将来，一層その傾向がみられるので，異なるコホート群について比較するのであれば，栄養摂取量は体格比で求めなければならない。

体重あたりのエネルギー摂取量について，前期・後期百寿者について推移をみたところ両群間に大差のないところから，百寿者のエネルギー摂取量は年代を超えて同じ傾向にあったと思われる。しかし，時代水平比較も必要であるが，健康長寿をもたらす栄養因子の役割を解明するには，同一コホートの縦断的年代比較が最も重要である。70～90歳であった当時の対照群が今日百歳に到達ないし，到達しつつある年齢層であることを考えると，はからずもかつての対照群が縦断的調査における対象群に該当すると考えられる。その視点からすると，当時の70～90歳老人と現在の百寿者の間で差がないことからして，このコホート群は百歳になっても摂取エネルギー量の低下がみられないといえる。

第4節　エネルギー摂取を低下させないこと

運動すればエネルギーを消費するから，当然エネルギー摂取を必要とする。随時の運動ではなくても活動性の高い人は概してADLが高いわけであるから，ADLとエネルギー摂取は平行するであろう。

そこでADLとの関連性を検討するために，百寿者と対照者のADLを井上らの5点法で評価した（表9-4）。男性・女性百寿者のADLはそれぞれ平均4.5，3.8であり，対照の健康70歳老人はあえて男女ともに5.0の人を選んだ。ADLとエネルギー摂取量の相関図（図9-1）をみると相関値が高い。したがって，エネルギー量は，基礎的にはADLによって左右されていると思われる。

この傾向は，百寿者に関してみられる現象だけではなかろう。縦断的にみたところ，70歳代が30年を経て100歳になっても，ほとんど摂取に変化がない者が大半である。それが途中で落ち込んでくる

表9-4 百歳と70歳老人の日常活動能力（ADL）

		男　　性		女　　性	
		100歳	70歳	100歳	70歳
例数		11	13	28	31
身体活動	食事	5.0±0.0　[5]*	5.0±0.0	4.7±0.1　[4 5]	5.0±0.0
	排便	5.0±0.0　[5]	5.0±0.0	4.3±0.2　[3-5]	5.0±0.0
	排尿	4.9±0.1　[4-5]	5.0±0.0	4.3±0.2　[3-5]	5.0±0.0
	起立	4.3±0.2　[3-5]	5.0±0.0	3.7±0.2　[2-5]	5.0±0.0
	行動範囲	3.9±0.4　[2 5]	5.0±0.0	2.8±0.2　[2-4]	5.0±0.0
	入浴	4.1±0.4　[2-5]	5.0±0.0	3.0±0.2　[2-5]	5.0±0.0
	衣類着脱	4.6±0.2　[4-5]	5.0±0.0	3.6±0.3　[2-5]	5.0±0.0
感覚器能力	聴力	2.8±0.3　[2-5]	5.0±0.0	3.0±0.2　[2-5]	5.0±0.0
	視力	4.0±0.3　[2-5]	5.0±0.0	3.8±0.3　[2-5]	5.0±0.0
知的能力	理解力	5.0±0.0　[5]	5.0±0.0	4.4±0.2　[2-5]	5.0±0.0
	発言力	5.0±0.0　[5]	5.0±0.0	4.3±0.2　[2-5]	5.0±0.0

項目は5段階評価による：自力可能(5)，自力ただし遅い(4)，自力であるが困難を伴う(3)，部分的に要介護(2)，完全介護(1)

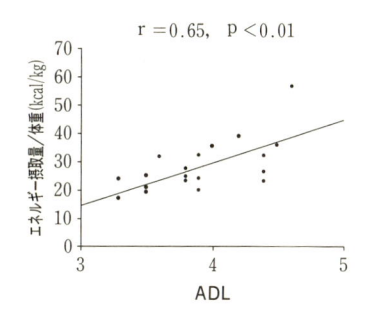

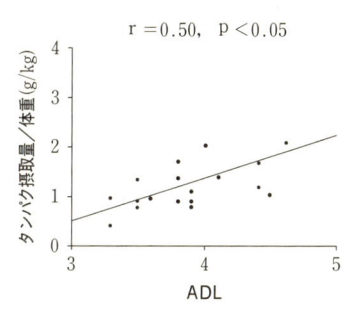

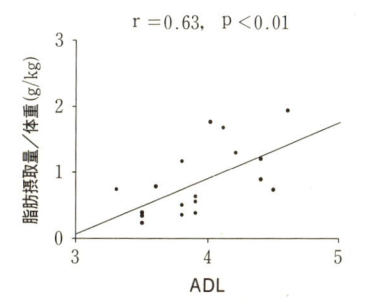

図9-1　百寿女性におけるADLと栄養摂取量との相関

場合はADLの低下を意味する。つまり、どこかに障害を生じてきているか、体力的に限界がきているかを示すのであるから、エネルギー摂取は体力の状況を示しているところが多いであろう。しかし、裏を返せば、食欲を保ち続けることが命を終わらさない秘訣ともいえよう。

第5節　タンパクを減らすダイエットは危険

　タンパク質の摂取量は、百寿者男性57.1g、女性45.9gであり、男性では70歳老人の70.9gに比して低いが、女性では70歳老人の35.3gより高くなっている。基準所要量RDAは百寿者男性50.0g、女性43.0g、70歳の男性65.0g、女性55.0gである。それをみると百寿者男女、および70歳男性ではRDAよりやや高いが、70歳女性ではRDAより低い。しかし、これは日本人のRDAが1.08g／kgと高く設定されているためと思われる。1980年の前期百寿者栄養調査ではタンパク摂取量が40.4gであったが、後述するように調査の方法論の違いはあるものの、体格を考慮すると10年の年代経過では大差がないと考えられる。

　身体の重要臓器はタンパク質でつくられていて、生命の秘密はタンパクの構造やタンパクのもつ特有な作用機序の中に秘められている。タンパク質も新陳代謝をしており、新しいものがつくられ老廃タンパクは処理されていくので、タンパクの十分な摂取は必要である。日本人のタンパク摂取量は西欧人に比して低い。しかも、タンパクの中でも動物性タンパクの比率が特に低い。しかし、日本でもタンパク摂取量の総量は過去100年以上にわたって急速に高くなったとともに、寿命が急速に延びて人生30年時代から今日の世界一高寿命水準に達している。また、途上国の寿命の延長もすべてタンパク質摂取の増加とともにある。

　もちろん、過剰摂取も問題である。欧米ではむしろ動物性タンパクと脂肪の摂取が過量で、虚血性心疾患のリスクとなっていること

を考えると，現在の和食が適当な摂取量になっていると考えられる。

今日肥満を予防，是正するためにいわゆるダイエットが行われているが，極端なダイエットによってタンパクの摂取を必要限度以下に減らすことは避けなければならない。いわゆる低タンパクの栄養失調を起こせば，疾病を誘発し寿命が縮まるのは当然である。

第6節　脂肪摂取の多い百寿者

脂肪の摂取量については，百寿者男性51.8g，女性32.5g，70歳老人男性43.2g，女性23.4gである。百寿者の摂取量は，予想に反して男女ともに高くなっている。脂肪摂取エネルギー量を総エネルギー比で求めてみると，百寿者男性30.7％，女性25.8％，70歳男性の26.4％とともに日本人全体の平均の所要量を示すRDA（20～25％）を凌駕しているが，70歳女性だけが20.8％と低い。ダイエットの影響を最も強く受けているのが，70歳女性の脂肪摂取と考えられる。

脂肪に関しても日本人の動物性脂肪の摂取率は低いが，百寿者の脂肪摂取率が意外にも70歳より高い。これは何故であろうか？　沖縄の食事には油脂が昔から多く用いられてきた。油脂を加えることによって日持ちをよくするといわれている。串団子やあんこに油が入っているのもその良い例である。したがって，油脂の摂取は昔から高い。しかし，百寿者は食物の貧困な時代に育ち，生活してきた人達である。いかに食物を確保をするかが問題で，ダイエット等を考えたこともなかったであろう。ところが，飽食の時代に生きてきた70歳老人は，ダイエットのはしりの時代を過ごしてきた。若年時のダイエットの評価がなされるのは今後の問題である。

第7節　カルシウム摂取が多い

カルシウム摂取量は，百寿者男性624mg/day，女性400mg/day

で、基準摂取量 RDA における男性462mg/day、女性397mg/day を満足しているが、70歳老人男性450mg、女性325mg で、特に女性では RDA の600mg に対し、大幅に不足している。カルシウム摂取の低下は、高齢女性の骨粗鬆症や骨折に関係すると思われる。また、カルシウム摂取量の高いことが在宅百寿者で骨折や寝たきりが少ないことに貢献している一因と考えられる。しかし、それは現在のカルシウムの摂取ではなくて、若年時のことであるのに注目しなければならない。

なお、食事のカルシウム摂取量には、飲料水は含まれていないので、カルシウム摂取量は一層高いと思われる。特に沖縄の水は硬度が高く、カルシウム含量が高いので正確なカルシウム摂取量をチェックするためには、水からのカルシウム量の計量も必要であろう。

近年、骨塩量の計量が盛んに行われるようなった。骨塩量の計量はX線を用いた一方向の SXA、二方向撮影の DXA 法があるが、ともに使用X線量はわずかで、胸部レントゲン1枚以下の少量でできる。そこで米国では、X線による骨塩量の測定がX線の遮蔽なしでも使用が可能とされている。また、超音波を用いれば、X線を用いずに計測できるので便利である。計測の箇所は踵骨や尺骨を用いるのが便利であるが、脊椎骨や大腿骨で測ることもできる。しかし、方法と部位を統一し、方式や機種を統一しなければ、年次推移や地域比較や群間比較はできない。米国ダブメディカルシステムズ社製のX線骨密度測定装置オステオアナライザー SXA2000システムで、X線による SXA 法を踵骨について計測した沖縄、鳥取、福島の比較調査では沖縄が平均して最も高い。しかし、沖縄のレベルはハワイや台湾の住民よりはやや低い。沖縄百寿者の超音波による踵骨の骨塩量測定をした結果は、次の通りである。

骨密度は男性89.5 ± 7.32dB/MHz、女性84.5 ± 6.54dB/MHz、stiffness 値として男性$60.1 \pm 10.9\%$、女性$43.6 \pm 7.26\%$で、女性が有意に低かった。百寿者は一般老人より明らかに低かったが、バラツキが多く、中には50〜60歳老人のレベルの者もみられ、むしろ

ADLとの相関性が高かった。

　骨折は寝たきりにもつながる。特に，大腿骨頚部骨折がその原因として最も多い。日本人では大腿骨より脊椎骨折が多い。骨折の原因は転倒によるものの他，女性では骨粗鬆症が注目されているが，この場合，特に原因がなくても自然に骨折をすることもある。

　カルシウム摂取と運動が骨塩量のピーク値を高めるが，これは35歳までで，以後は骨塩量は減少の一途である。女性では閉経とともに急速に低下する。カルシウム摂取や運動は，高齢では骨塩量を高める効果は疑問とされている。百寿者の若年時は牛乳の摂取は少ないが，魚骨などからのカルシウム摂取が比較的多かったであろう。また，沖縄百寿者は若年時の身体的労働はむしろ多かったと思われる。前述の水からのカルシウム摂取も無視できない。若い時代の沖縄百寿者のライフスタイルからは，骨粗鬆症はある程度自然に予防できた可能性が推察できる。カルシウムを摂取しても必ずしも骨への沈着があるとは限らない。そこにはビタミンD，ビタミンDレセプターも関係している。その方面の研究がまさに行われており，寝たきりでない長寿の鍵を握っているものと考えられる。

第8節　黒糖汁をちびりちびり

　鉄の摂取量は，百寿者では男性20.2mg/day，女性14.6mg/dayであり，70歳老人では男性19.1mg，女性12.1mgで，いずれも基準所要量RDA値の10を満足している。百寿者の中に低ヘモグロビンの者を時折みかけるが，これは百寿者の造血機能が低下していることにもよるのであろうが，消化管からの吸収の低下や，時には出血も一因と考えられる。しかし，百寿者の鉄欠乏性貧血でも，鉄剤投与で改善される例を多くみているので，百寿者の貧血は必ずしも吸収力の低下だけが原因ではないであろう。

　沖縄では農業はキビ作りである。日常生活でも，白糖よりも粗糖や黒糖を使用することが多い。また，黒糖の糖の含有量は白糖より

も低いが、鉄の含量が高いといわれている。よく百寿者宅や老人ホームを訪問すると、食卓や床頭台のうえに急須や湯飲みが置いてあるのをみかける。中には黒い液体が入っていてコーヒーを思わせるが、実は黒糖をとかした汁なのである。百寿者には黒糖ジュースが欠かせない。1日中湯呑みに注いで、ちびりちびりと飲んでいる。これがお茶代わり、おやつ代わりである。

第9節　ビタミンB_1，Cの大量摂取

ビタミン摂取量は表9-1に示しているように、百寿者では、ビタミンAが男性1,148国際単位/day、女性1,392国際単位/day、男女ともに基準所要量RDAの百寿男性2,000ないし百寿女性1,800国際単位を下回った。70歳男性2,779国際単位/day、女性1,955国際単位/dayでRDAの70歳男性2,000、女性1,800を上回った。ビタミンB_1は百寿男性1.2mg/day、女性1.2mg/dayで、RDAにおける百寿男性0.6mg/day、女性0.5mg/dayを上回った。70歳男性は1.6mg/day、女性は1.1mg/dayで、RDAの70歳男性0.7mg/day、女性0.6mg/dayをいずれも上回った。

ビタミンB_2が百寿男性1.6mg/day、女性0.8mg/dayで、RDAの百寿男性0.8mg/day、女性0.7mg/dayを上回った。70歳男性は1.3mg/day、女性0.6mg/dayで、RDAの70歳男性0.9を上回ったが、女性は0.8mg/dayでやや下回った。

しかし、ビタミンCは大量に摂取されていた。百寿男性245mg/day、女性90m/dayで、RDAの百寿男性の50mg/day、女性50mg/dayを大きく上回った。70歳老人では男性83mg/day、女性88mg/dayで、RDAの70歳男性50mg/day、女性50mg/dayをも同じく上回った。

しかし、ビタミン摂取は日差が大きく、1日の調査から摂取量の良否を判定するのは適当ではない。また、多少過剰なビタミン摂取は予防効果はあっても、障害を起こす物質ではないので中毒を懸念

することはなかろう。

第10節　百寿者のビタミンE血中濃度は低い

ビタミンの中でビタミンE（トコフェロール）は，ビタミンA，ビタミンCとともに，過酸化脂質等のラジカル酸素を片づける清掃処理，スカベンヂャーの作用を持っているので，ビタミンEの高血中濃度が動脈硬化を抑制すると期待される。

ビタミンE・総トコフェロールに関しては摂取量が計量できなかったので，血中濃度を測って判定した。138人の百寿者を対象に自宅ないし各種施設を訪問して採血し，血漿過酸化脂質と血漿および血球内のトコフェロール分画と血漿アミノ酸分画を測定した。対照として，百寿者と同じ地域に住む88人の70歳代老人を選び，同様な検査を行った。過酸化脂質はTBA法で測定し，トコフェロールと血漿アミノ酸は高速液体クロマトグラフィーを用いたHPLC法により分析した。しかし，百寿者では，総トコフェロールは血漿中では男性$8.89\mu g/m\ell$，女性$11.05\mu g/m\ell$，細胞内では男性$1.80\mu g/m\ell$，女性$2.30\mu g/m\ell$で，ともに70歳の老人の血漿中の男性$14.38\mu g/m\ell$，女性$18.24\mu g/m\ell$，細胞内の男性$2.79\mu g/m\ell$，女性$2.98\mu g/m\ell$に比して明らかに低かった。

αトコフェロールはトコフェロールの大半を占めているので，その値を代表として示したところ，血漿αトコフェロールは男女平均して百寿群$9.44ug/m\ell$，70歳老人群$11.72ug/m\ell$で，有意に低値であった。同様に，血球内αトコフェロールは百寿群$2.48ug/m\ell$，70歳老人群$2.81ug/m\ell$で，有意に低値であった（図9-2）。β，γトコフェロールは体内にはほとんどなく，ゴマ，レンコン等の食品中に含まれていて，摂取時にαトコフェロールに変換される。

百寿者の過酸化脂質値は男性$1.49nmol/m\ell$，女性$1.72nmol/m\ell$，70歳老人はそれぞれ$3.15nmol/m\ell$，$3.56nmol/m\ell$で明らかに低い（図9-3）。これが百寿者の健康長寿のプロフィールの一端を表して

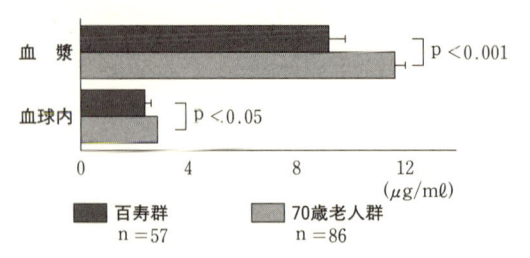

図9-2 百寿群と70歳老人間のαトコフェロール値の比較

図9-3 血漿過酸化脂質

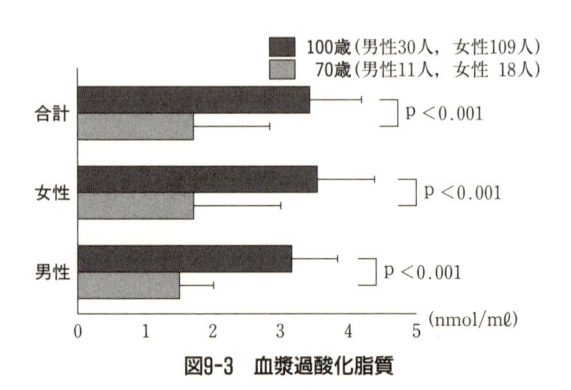

表9-5 血清過酸化脂質 (n mol/mℓ)

	百歳老人	70歳老人
男性 n =	1.49±0.51* 30	3.15±0.70 11
女性 n =	1.72±1.28* 109	3.56±0.81 18
合計 n =	1.67±1.16* 139	3.40±0.79 29

* $p<0.001$

いよう。百寿者では，血漿過酸化脂質値は明らかに低い。これに相応して，コラジカル酸素であるビタミンEの血漿濃度は高いと推測したが，予想に反して明らかに低かった。そこで赤血球を用いて細胞内ビタミンE濃度を測ったが，これも百寿者で低かった。いずれも予想に反するものであった。

これはどのように考えたらよいのであろうか？　血漿過酸化脂質とトコフェロール値の間では，有意な相関は認められなかった。しかし，血漿過酸化脂質と動脈硬化指数の間に，有意な相関が認められたのは当然である。また，過酸化脂質とBMIの間には軽度の相関が認められ，肥満が動脈硬化に関係することがわかるが，総トコフェロールとBMIの間にも軽度の相関が認められた。百寿においても体脂肪と動脈硬化，VEとの間にも相関が推測される。しかし，この低下は脂質関係のすべての項目が低値であるため，体脂肪量の低下に基づいて脂溶性であるビタミンEの血中ないし細胞内での保有量の低下によると考えられる。したがって，ビタミンEが抗動脈硬化作用を発揮するのは成人・若老年・前期高齢者が主で，肥満の人々に有効であろう。

　なお，体内にはSOD（スーパー・オキサイド・ディスムターゼ）等の固有の処理酵素であるスカベンヂャーもあるし，βカロチンやビタミンCをはじめ，ビタミンE以外の多くの抗酸化物質もあって，一元的にビタミンE濃度の不足の可否を論ずることは適当でない。

　なお，現在SODの定量が可能になったので，百寿者のSODの測定を行っている。百寿者とかくしゃく高齢者（88歳）で高値であることを発見した。ちなみに，百寿者と80歳高齢者では，それぞれSOD活性は1.41と1.49U/mℓで，Cu，Zu-SODは71.40と78.32ng/mℓ，Mu-SODでは105.56と106.47ng/mℓであった。

第11節　善玉コレステロールも悪玉コレステロールも低い

　百寿者の血清総コレステロールは，平均値で男性160mg/dℓ，女性178mg/dℓで，成人の基準値である150〜219mg/dℓの下限に近い。HDLリポタンパクを代表する善玉コレステロールといわれている血清HDLコレステロールは，男性43mg/dℓ，女性49mg/dℓで，成人の基準値としてあげられている男女ともに35〜105mg/dℓの下限に近い。一方，LDLリポタンパクを代表する悪玉コレステロール

といわれている血清LDLコレステロールは，男性103mg/dℓ，女性114mg/dℓで，成人の基準値としてあげられている男女ともに70～151mg/dℓの同じく下限である。LDLコレステロールは150mg/dℓ以下が理想的といわれているが，百寿者のレベルはまさにこの範疇に入る。血清中性脂肪は男性96mg/dℓで，女性100mg/dℓで，基準域内であるが，やはり低い傾向にある。中性脂肪の大半はVLDLリポタンパク，LDLリポタンパクに含まれていて，動脈硬化の発症ないし促進因子として注目されている。

これらは，体脂肪の減少を反映しているものと思われる。脂質に関する血中濃度値は，栄養状態のみならず体格や遺伝因子も大きく影響していると考えられるが，脂肪の中でも過酸化脂質とLDLコレステロールがともに低いので，動脈硬化のトリガーである過酸化LDLコレステロールも当然低いと考えられる。

第12節　血漿アルブミン

血液学および生化学データの中から，百寿者に特徴的な所見として，低ヘモグロビン（男性12.8g/dℓ，女性10.9g/dℓ）と，低総タンパク（百寿者で男性6.38g/dℓ，女性6.82g/dℓ）があげられる。ちなみに，70歳老人では男性7.24g/dℓ，女性7.19g/dℓである。また，アルブミンは百寿者では男性3.6g/dℓ，女性3.8g/dℓで，70歳老人男性4.4g/dℓ，女性4.4g/dℓを大幅に下回っている。成人の基準値は総タンパク6.8～8.2g/dℓ，アルブミン4.1～5.9g/dℓで，それぞれの下限か，またはそれ以下である（表9-2）。

血漿の総タンパク，アルブミンが高齢者になるほど低下することが多くの報告で認められていて，百寿者もその延長線上にあると考えられる。これらは，脂質とともに個人の栄養状態を反映している一方で，肝臓でのタンパク合成の低下や，運動低下による末梢筋からの遊離タンパクの放出の減少も大きく影響しているであろう。

特にアルブミンは栄養タンパクとして重要であるばかりではなく，

重要な酵素やホルモン,代謝物質や薬剤等の化学物質等と結合してタンパク複合体を形成して血中に存在している。また,水に対し不溶性の各種の脂質は,アルブミン等のタンパクと結合し,リポタンパク等となって血液中に溶解し,運搬される。アルブミンは各種生化学データの中でも,特に栄養状態を最も正確に反映しており,判定に有用な指標と考えられる。

第13節　調理法に長寿の秘訣

　長寿の環境因子の中で,栄養摂取は特に重要な因子であるが,数多くの研究はいずれも食材についてである。今日,食材は十分で,日常の食事にこと欠くことはなく,飽食とさえいわれている。その中で,沖縄の長寿の食文化の要因として,調理法に1つのコツがあることは見逃すことはできない。行事料理ではなく,日常食においても,トーフとゴーヤーとポークランチョンミートなどの食材の組合せ,植物油で炒めた調理法によって得られたゴーヤーチャンプルーや,豚足を用いながら,低脂肪,低コレステロールをもたらした足テビチなどの伝統的調理法が注目の的となっている。

　伝統料理の足テビチは豚足を調理するにあたって,オーブンに入れるのではなく,7～8時間かけて煮込み,毎時間ごとに上澄みの脂を含むあくをすくい出すことにより,脂肪分が除かれる。最後は赤肉とエラスチンやゼラチンが残る。現代のオーブンによる迅速に作られた料理とみかけは同じでも,内容が大いに異なる。また,豚足と昆布や大根等を一緒に煮込むことで,食材とは質の異なる料理ができ上がる。したがって,食材の分析ではなく,でき上がった料理の分析が必要になる。

　また,食事の量だけではなく,食事の時間,回数,規則性や食事の摂り方,習慣などのステータスも問題であり,広い意味での食文化が長寿をもたらしたと考えるべきであろう。

第14節　必須アミノ酸は低く，非必須アミノ酸は高い

タンパク質の分子量は千から万に及ぶ大分子まである。それを分析できるレベルまで分解するとペプチドになる。ペプチドは多くのアミノ酸からなる。アミノ酸には，必須アミノ酸と非必須アミノ酸がある。必須アミノ酸は人体内で合成できないアミノ酸で，体外から必ず栄養として摂取する必要があるものである。それらには，バリン，イソロイシン，ロイシン，リジン，メチオニン，フェニールアラニン，スレオニン，トリプトファン，ヒスチジンの9種類がある。非必須アミノ酸は当然体内で他のアミノ酸から変換・合成できるアミノ酸で，主なものはアスパラギン酸，アルギニン酸，アルギニン，シスチン，グルタミン酸，グリシン，セリン，チロジン，プローリン，アラニン，グルタミンなどがある。それらアミノ酸の構造はすべて明らかになっている。

血中の遊離アミノ酸を測ったところ，百寿者では男性41.4mg/ℓ，女性37.4mg/ℓで，男女とも70歳老人の男性39.6mg/ℓ，女性36.4mg/ℓとの間に有意差はなかった。必須，非必須に関わらずアミノ酸は代謝の過程から同一代謝経路をとるものごとにまとめられる。その1つに，グルコジェニックアミノ酸（糖原性アミノ酸）がある。糖原性アミノ酸は含水炭素系の代謝に関連したアミノ酸で，アルギニン，アスパラギン酸，アスパラギン，スレオニン，セリン，グリシン，プローリン，グルタミン酸，グルタミン，アラニン，シスチン，バリン，メチオニンがあり，その総計値は総遊離アミノ酸と同じ傾向を示した。ケトン系アミノ酸であるケトジェニックアミノ酸はイソロイシン，ロイシン，チロシン，フェニールアラニンで，その総計値についても同様な傾向がみられた。

必須アミノ酸は百寿者男性9.9mg/ℓ，女性9.1mg/ℓで，70歳男性10.9mg/ℓ，女性9.6mg/ℓに比して，やや低下傾向にあった。しかし，非必須アミノ酸は百寿者男性31.5mg/ℓ，女性28.3mg/ℓで，70歳男性28.7mg/ℓ，女性26.8mg/ℓに比してむしろ高い傾向にあった

表9-6 アミノ酸プロフィールの老化の影響 (平均値±標準偏差)

	男　性		女　性	
	百歳老人	70歳老人	百歳老人	70歳老人
例数	9	20	23	20
総アミノ酸(mg/ℓ)	41.4±3.1	39.6±0.9	37.4±2.3	36.4±1.8
非必須アミノ酸(mg/ℓ)	31.5±1.5	28.7±0.9	28.3±0.7	26.8±0.9
必須アミノ酸(mg/ℓ)	9.9±0.5 b	10.9±0.4 a	9.1±0.7	9.6±0.7
E/N比	0.31±0.03 b	0.38±0.02 a	0.32±0.02 b	0.36±0.01 a
側鎖アミノ酸(mg/ℓ)	3.84±0.9	4.6±0.3	3.1±0.6	3.8±0.4

ダンカンのマルチレンジテストによる同性内の有意差を示す。(a>b) は有意差あり。
($p<0.05$)
E/N比=必須アミノ酸/非必須アミノ酸比。

が，いずれも有意差はなかった。

しかし，E/N比でみると，百寿者男性0.31，女性0.32，70歳男性0.38，女性0.36で，有意差をもって低下がみられた。その中で，アミノ酸構造から側鎖をもっているアミノ酸を総計した。それらはバリン，イソロイシン，ロイシンである。側鎖アミノ酸の総計は百寿者男性3.84mg/ℓ，女性3.1mg/ℓであった。これらは70歳老人の男性4.6mg/ℓ，女性3.8mg/ℓに比して低下しているが，顕性肝疾患はないので，肝臓の代謝力の低下の兆しが主体と考えられる（表9-6）。

第15節　プロリンとシスチンが高い

個々のアミノ酸は高低まちまちで，これは低栄養やタンパク合成の低下やタンパク分解によるものもあろう。いずれにせよ，タンパクの原材料ないし分解産物であるアミノ酸の出納バランスに由来すると考えられる。9種の必須アミノ酸と，12種の非必須アミノ酸の分析から，有意上昇を示すアミノ酸として，プロリン，シスチンがあげられる。

プロリンは百寿者男性596.63nmol/mℓ，女性631nmol/mℓで，70

表9-7 アミノ酸プロフィール (平均値±標準偏差)

		男性		女性	
		百歳老人	70歳老人	百歳老人	70歳老人
	例数	9	20	23	20
必須アミノ酸	Val	215.6±12.7	246.8±11.6	184.6±13.2	216.3±10.4
(n mol/mℓ)	Ile	64.1± 7.4	71.9± 3.0	44.2± 3.4**	68.0± 3.7
	Leu	105.2± 9.5**	145.7± 6.0	81.7± 6.9	96.2± 3.6
	Lys	223.3±14.7	228.4± 9.4	229.4±18.6	191.8± 6.3
	Met	23.9± 1.4	24.8± 2.2	20.8± 2.2	20.5± 0.7
	Phe	59.8± 4.7	70.8± 6.5	55.8± 4.1	59.0± 3.9
	Thr	136.0±11.5	142.7± 8.6	113.8±10.1	110.2± 5.6
	Trp	117.5±11.9	108.3±16.2	135.1±13.0	152.1±15.4
非必須アミノ酸	His	44.2± 2.8	50.2± 3.9	43.3± 2.7	46.5± 2.2
(n mol/mℓ)	Asp	1.9± 0.3	2.1± 0.5	1.4± 0.1	1.5± 0.1
	Arg	59.5± 6.1	72.4± 4.1	52.4± 5.2	43.1± 2.2
	Asn	101.4± 6.3	94.9± 3.4	110.7± 7.6*	92.0±4.7
	Cys	22.6± 1.9*	16.4± 0.6	23.2± 1.2	23.9± 1.2
	Glu	24.5± 2.9**	44.7± 2.0	30.3± 2.2	33.6± 2.2
	Gly	257.5±23.7	279.3±15.6	257.5±15.3	271.6±19.7
	Orn	81.3± 4.9	94.4± 8.1	94.4± 9.7	75.2± 4.9
	Ser	109.7± 8.4*	132.3± 5.1	113.8± 7.7	120.2± 6.9
	Tyr	57.8± 5.6**	74.1± 3.0	57.6± 5.3	57.3± 3.5
	Pro	596.6±59.7**	439.5±27.7	631.0±43.1*	435.1±31.2
	Ala	626.2±32.8*	442.6±29.1	528.7±37.1	522.0±28.2
	Gln	1207.9±78.3	1175.0±23.5	935.3±62.8	1003.0±30.1

t・テストによる同性内の有意差を表す。
*, **は有意差あり。(* $p<0.05$, ** $p<0.01$)

歳老人の男性439.5nmol/mℓ, 女性435.1nmol/mℓより明らかに高い。同時にグライシンも百寿者では高かった。スタイナーがLife Chemistryの教科書に記載しているように, プロリン, グライシンはハイドロキシプロリンとともに膠原繊維, 間質組織の一部を構成しているコラーゲンのラジアル (螺旋構造の繊維) の重要構成要素であり, 骨, 脳, 肝臓をはじめ心血管系にも大量に含まれている。プロリンはハイドロキシプロリンの代謝産物である。特に, 骨粗鬆症や骨折の際に血中に大量に析出され, また炎症や創傷治癒にも重要な役割を持つといわれている。

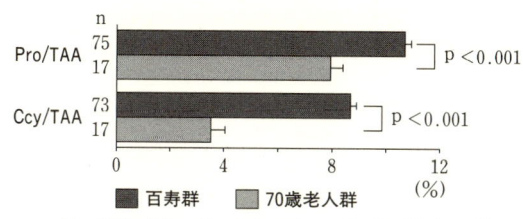

図9-4 百寿群と70歳老人群間の総アミノ酸に対するプロリンとシスチンの割合の比較

表9-8 血漿3メチールヒスチジンの比較
(nmol/mℓ) (百歳老人と70歳老人)

	百歳老人	70歳老人
男性 n =	7.14±0.99* 20	4.58±0.46 33
女性 n =	6.36±0.61* 51	4.22±0.5 51

Student-t : * $p<0.05$

　シスチンは,平均値が百寿者男性22.57nmol/mℓで,70歳老人男性の16.35nmol/mℓに比して高値であった。女性では23.28nmol/mℓ,70歳老人23.91nmol/mℓで,同じレベルであったが,我々の同時に行った20歳代男性16.97nmol/mℓ,女性15.97nmol/mℓに比しては明らかに高値であった。シスチンは,シスタチオニン合成酵素の作用によって,含硫アミノ酸であるメチオニンやホモシステインからタウリンを経由して代謝される。近年,冠血管疾患の危険因子と考えられているホモシステインの動向が注目を集めつつある。

　血漿遊離アミノ酸については,2種類のアミノ酸のみ図示した。プロリンとシスチンが,百寿者では70歳対照老人に比して有意に高値であった。しかし,百寿群のその他のアミノ酸は,比較的低値であった。そこでプロリンとシスチンを総遊離アミノ酸(TAA)に対する比で示したところ,百寿群のPRO/TAAは10.70%で70歳老人群の7.99%より有意に高い値を示した。また,同様に百寿群のCYS/TAAは8.35%で70歳老人群の3.00%より有意に高値であった(図9-4)。

第16節　腎臓機能を反映する3メチールヒスチジン

　特殊なアミノ酸の分析結果からは3MH（3メチールヒスチジン）が，百寿者で特異的に上昇していることが注目される。百寿者では男性7.14nmol/mℓ，女性6.36nmol/mℓで，70歳老人では男性4.58nmol/mℓ，女性4.22nmol/mℓを記録した（表9-8）。3MHは末梢筋よりのタンパク分解を反映しているといわれている。

　一方，3メチールヒスチジンは腎臓からの排泄が90％にもなり，再利用がないといわれているアミノ酸である。

　百寿者で血清クレアチニンの上昇もよくみられるが，クレアチニンはタンパク分解の終末産物として上昇している可能性もある。しかし，尿検査は困難であるが尿タンパク陽性の可能性は高い。また，往々にして高度の浮腫があって，腎機能低下による可能性も十分考えられる。

第17節　コラーゲンの老化とハイドロキシプロリン

　百寿者の健康時の栄養摂取状況を調査した際に，タンパク系栄養指標として血漿アミノ酸の21分画を調べたところ，健康百寿者ではプロリンが若・中年層の健康時に比してきわめて高いことがわかった。前述のように，プロリンはハイドロキシプロリンとともに，膠原線維のラジアルの構成成分でもある。また，一方ハイドロキシプロリンはハイドロキシラーゼによって生ずるプロリンからの産物であり，微量ながら重要な役割を持っているアミノ酸である。そこで，ハイドロキシプロリンに注目し，百寿者のハイドロキシプロリンを単独に測定することにした。

　1996年，沖縄県在住の百寿者66人（男性15人，女性51人）に，21種の通常のアミノ酸分析を行う他，単独に総ハイドロキシプロリンと遊離ハイドロキシプロリンを測定した。比較対照として，沖縄県内の在宅の健康70歳老人に対しても同様の検査を行った。群間比較

表9-9 百寿者群と70歳老人群における血漿ハイドロキシプロリンの比較

平均値±標準偏差

	男　性		女　性	
	百寿者	70歳老人	百寿者	70歳老人
例　数	15	39	51	61
総ハイドロキシプロリン	67.3±13.7	61.0±10.9	72.1±17.5	58.9±10.4
遊離ハイドロキシプロリン	21.9±10.4	15.0±6.5	22.3±13.3	13.5±8.4

(単位：nmol/ml)

検定には student's-t test を用いた。その結果，総ハイドロキシプロリンは百寿者男性67.3nmol/ml，女性72.1nmol/ml，70歳老人男性61.0nmol/ml，女性58.9nmol/mlで，遊離ハイドロキシプロリンはそれぞれ百寿者男性21.9nmol/ml，女性22.3nmol/mlで，70歳老人の男性15.0，女性13.5nmol/mlより有意に高かった（表9-9）。

　また，ハイドロキシプロリンは骨，脳，肝臓をはじめ心血管系にも大量に含まれている。特に，骨粗鬆症や骨折の際に血中に大量に析出される。また，炎症や創傷治癒にも重要な役割を持っている。正常時に，ハイドロキシプロリンが高いレベルに維持されていることへの臨床的意義は不明である。元気百寿者が寝たきりでなく，活動的生活を送っていることに何らかの関与があるように思われる。ハイドロキシプロリンの動向を観察して，生活習慣病への関わり方や危険因子としての有無に十分注目していきたい。

第18節　動脈硬化や痴呆の危険因子，ホモシステイン

　シスチンは，シスタチオニン合成酵素の作用によって，含硫アミノ酸であるメチオニンやホモシステインからタウリンを経由して処理される。近年，冠血管に対する強力な危険因子と考えられ，ホモシステインの動向が注目を集めつつあり，コレステロールとともに，

表9-10　施設・在宅別血漿ホモシステイン

ホモシステイン (nmol/mℓ)		人数	平均値±標準偏差
男性	在宅	7	17.40±4.32
	施設	8	14.39±4.82
	合計	15	15.79±4.70
女性	在宅	28	16.51±5.81
	施設	27	15.38±5.46
	合計	35	15.96±5.62
男女	在宅	35	16.69±5.50
	施設	35	15.15±5.27
	合計	70	15.92±5.40

(p：ns)

表9-11　血漿ホモシステイン濃度と動脈硬化指数

		動脈硬化指数		
		<3.0	3.0≦	合計
百寿者群	男性	17.65±4.21 n=10	12.26±3.75 n=5	15.79±4.70 n=15
	女性	15.95±5.28 n=35	15.97±5.28 n=20	15.96±5.62 n=55
	男女	16.31±5.56 n=45	15.23±5.16 n=25	15.52±5.70 n=70
対照者群	男性	14.07±1.98 n=18	14.90±6.22 n=2	14.16±2.35 n=20
	女性	12.28±5.44 n=12	13.04±1.21 n=5	12.51±4.57 n=17
	男女	13.36±3.78 n=30	13.57±2.87 n=7	13.40±3.59 n=37

栄養面から循環器疾患の重要な危険因子の1つと考えられ，またアルツハイマーをはじめとする痴呆にも関係していよう。

そこで沖縄県の百寿者70人（男性15人，女性55人）と70歳老人37人（男性20人，女性17人）から採血して，21種のルーチン（通常の）アミノ酸の他，血漿ホモシステインを単独で測定した。

百寿者男性15.79±4.70nmol/ℓ，女性15.96±5.62nmol/ℓで，対照男性14.16±2.35nmol/ℓ，女性12.51±4.57nmol/ℓで，百歳のほうがやや高かったが有意差はなかった。これを動脈硬化指数の3.0以上群と以下群に分けてみたところ，百寿者男性のみで有意に高い

結果が得られた。Free livingの健康在宅の百寿者では、男性17.40±4.32nmol/ℓ、女性16.51±5.81nmol/ℓであった。不元気な施設百寿者では男性14.39±4.82nmol/ℓ、女性15.38±5.46nmol/ℓであった。これらは70歳老人より男女ともに高かった(**表9-10, 11**)。15nmol/ℓを越えると心血管疾患のリスクが大きいといわれている。

ホモシステイン値は、健康百寿者では予想に反して高かった。米国では10～15nmol/ℓといわれており、日本人老人値のほうが高い。しかし、検査が標準化されていないと思われ、今後十分な調整が必要である。なお、栄養摂取時間と血中濃度に関しては、小野の報告によると特別な相関がなく、採血時間による影響を除外してもよいと思われる。しかし、栄養面からもコレステロールとともに、重要な危険因子の1つと考えている。また、心血管疾患保有状況や心電図所見、ADLとの対比など今後の追跡調査が待たれるところである。

第19節　沖縄料理は長寿食

これまで述べてきた、栄養をはじめとした環境諸因子の総合が、百年という長期間の生命維持に適した内部環境に好都合であったと推察できる。この傾向は、1976年からの再三の百寿者調査でも一貫して認められていて、それらが崩れてくると死が訪れるように思われる。したがって、これが健康百寿の特徴的所見と考えられる。

タンパク不足による栄養失調が免疫力や体力、特に感染に対する抵抗力を低下させる。このような低寿命の現象は今日の先進諸国ではみられない。むしろ近年は飽食の時代であり、過剰摂取によりかえって寿命を短縮すると危惧されている。動物実験でも、低エネルギー摂取のほうが寿命が長いという報告も多い。となると、寿命は主として環境、特に栄養環境によって決定すると考えられる。寿命が遺伝によって規定されているとする説と相反するように考えられるが、菱沼やAdjeiらの実験結果は、遺伝子の発現が栄養によっ

て修飾されていることを示すもので，大変興味がある。

　日本人で冠動脈疾患の死亡・罹患が極端に低いこと，一方日本人でも西洋に移住して，肉食のライフスタイルになることで冠疾患の大幅な増加がみられる。日本食が冠疾患の予防食，さらに長寿食として注目されている今日である。森口は，同じ遺伝因子を持っているはずのブラジル・ウチナンチュ（沖縄県人）のドコサヘキサエン酸は血清脂肪酸の1.06％を占め，沖縄ウチナンチュの3.08％の3分の1であり，ブラジル・ウチナンチュで冠動脈疾患が多く，寿命の短縮と関連が大きいと述べている。さらに，同じ祖先をもつブラジル・ウチナンチュが沖縄ウチナンチュに比して17年も短命であるといっている。

　日本国内でも，心疾患，脳血管疾患，胃ガン，乳ガン，前立腺ガンが少ない。特に沖縄では心疾患，脳血管疾患，胃ガン，前立腺ガンが少なく，沖縄の日常食が注目を浴びている。ビタミンやサポニ

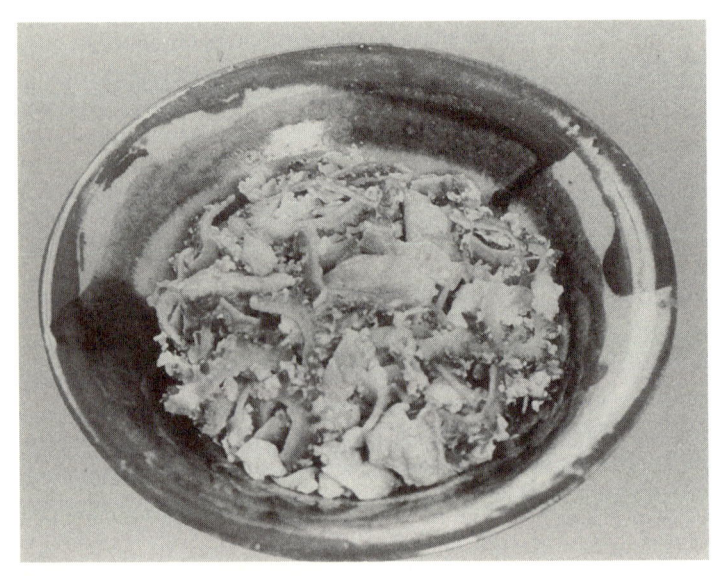

写真9-1　ゴーヤーチャンプルー

ンを多く含むゴーヤー（苦瓜）と，良質アミノ酸を多く含む豆腐を食材とするのがゴーヤーチャンプルー（**写真9-1**）である。また，沖縄のゆし豆腐は，イソフラボンを大量に含み，その中に含まれているダイゼインやゲニステンやエクオルなどは，総コレステロール，LDLコレステロールや中性脂肪を低下させる一方，HDLコレステロールを高めさせる作用を持っている。イソフラボンの中でファイトエストロジェンは，構造が女性ホルモンに近く，ホルモンレセプターを介して競合し，乳ガンや前立腺ガンの発症を抑制するともいわれている。前立腺ガンの多いフィンランド住民のイソフラボンの血中濃度と尿中排泄量が，日本人の40倍にもなっていると報告されている。

第10章
動脈硬化と脂質

第1節　沖縄パラドックスの解明

　脳卒中や急性心筋梗塞をはじめ，生活習慣病の多くが中小動脈のアテローム硬化を基礎に発症する。これらが個人の寿命に与える影響は少なくないので，動脈硬化を可能な限り遅延させることが，個人の長寿達成に大きく関わってくる。人は血管とともに老化するといわれているように，動脈硬化はまさに老化と同じと考えてよいほどである。したがって，長寿と老化は裏腹の関係にあるといえる。

　しかしながら日本をはじめ，現代の欧米先進諸国では生活習慣の多様化，居住環境における至便性の追求，交通手段の発達，豪勢な食生活，デスクワークや頭脳を主体とする労働様態の変化や身体活動量の減少などにみられるように，動脈硬化のリスクファクターとなりうる環境因子が非常に多くなっている。このような現代社会に生きる中高年が，個人の努力によって動脈硬化を遅延させる状況を作りだすことは容易ではない。

　分子生物学や病理解剖所見からの動脈硬化の基礎的な知見も，長寿現象を解析するうえで有用であるが，生きた長寿の見本である百寿者のライフスタイルからもたらされる自然老化の生理を，臨床病理学的に把握することも大切である。ここで自然老化の病理と言わずにあえて生理といったのは，自然老化は病気ではなく人体の自然

の成り行き,つまり生理的現象と考えられるからである。

　一般的に,病的な動脈硬化のリスクファクターには,肥満,喫煙,糖尿病,ストレス,運動不足,高血圧等の多くがある。その中で高脂血は,狭心症や心筋梗塞等の虚血性心疾患や脳卒中をはじめとする動脈硬化性疾患を発症させる最も大きな危険因子である。本章では,豚肉を食べていながら,それらの疾患発症や死亡がきわめて少ないという沖縄パラドックスの一面を,コレステロールなどの血中脂質の面から明らかにするために,百寿者の血清脂質の測定を行った。

第2節　悪玉コレステロールが低いだけではなく,善玉コレステロールまでも低い

　総コレステロールをはじめとした脂質検査は,肘静脈から採血した血液を遠心して得られた血清を用いる。測定法の中で酵素法が最も多く用いられている。総コレステロールは,動脈硬化による冠動脈疾患の危険因子としては余りにもポピュラーである。

　総コレステロールが高いほど冠状動脈疾患が急激に多くなり,動脈硬化性心疾患の危険因子となる。一方,低コレステロールは血管の弾力性を低下させ脳梗塞が多くなる。WHOでは,正常値として130〜240mg/dℓをあげているが,動脈硬化学会では基準値を220mg/dℓ未満としている。HDLコレステロールは沈澱法ないし超遠心法で測定される。HDLコレステロールは,動脈硬化の病巣を掃除するという意味から善玉コレステロールと呼ばれている。低コレステロールで脳梗塞が多いのは低HDLコレステロールである可能性が高い。HDLコレステロールの基準値は40〜69mg/dℓで,女性60mg/dℓ以上,男性50mg/dℓ以上が目標とされている。女性が男性より高いレベルであることが,女性の長生きにも通じていると思われる。

　LDLコレステロールは直接測定することもできるが,百寿者の血清は貴重であり,節約するために実測せずにFriedwaldの計算

式より推定している。これは血清総コレステロールから血清HDLコレステロールを引いてさらに血清中性脂肪の5分の1を引いて得られる。その算出式はLDL−C＝(TC−HDLC−TG/5)である。この計算式から求めたLDLコレステロールと，実測したLDLコレステロール値とは有意に相関していることが証明されているので，広く簡便に使われている。LDLコレステロールは動脈硬化の発症の促進因子として注目され，悪玉コレステロールと呼ばれている。その基準値は150mg/dℓ以下である。なお，250mg/dℓ以上は動脈硬化が促進され，高死亡となる。

動脈硬化指数は，生化学的に血液中のコレステロール分画などの組み合わせにより，計算して求めることができる。それらには，HDLコレステロールを総コレステロールで割ったもの，HDLコレステロールをLDLコレステロールで割ったもの，LDLコレステロールをHDLコレステロールで割ったものなど数多くあるが，その中でGoreの計算式による動脈硬化指数が最もよく用いられている。算出式はAI＝(TC−HDL)/HDLである。この場合，AI＝動脈硬化指数，TC＝血清総コレステロール，HDLC＝血清HDLコレステロール，TG＝血清中性脂肪である。

もう1つの動脈硬化を表す指数に，脈波伝達速度がある。これは**第10章6節**で述べた。我々がコレステロールなどの脂質検査の対象とした人々は，後述する脈波伝達速度を検査した者と同一の人々である。彼らは百寿者40人（男性7人，女性33人）で，対照は70歳老人92人（男性45人，女性47人）である。原則として空腹時に採血し，血清脂質として総コレステロール（TC），HDLコレステロール（HDL-C），中性脂肪（TG）を測定した（**表10-1**）。これは脈波伝達速度（PWV），血清総コレステロール（TC），中性脂肪（TG），HDLコレステロール（HDL-C），LDLコレステロール（LDL-C）をFridewald変法にて算出した動脈硬化指数であり，それぞれ平均値と標準偏差を一覧した。

百寿者の総コレステロールは166.2mg/dℓ（男性165.5，女性166.

表10-1 血清脂質濃度ならびに動脈硬化関連項目における比較

	百寿群			対照群		
	全体 (n=40)	男性 (n=7)	女性 (n=33)	全体 (n=92)	男性 (n=45)	女性 (n=47)
動脈硬化指数	1.91±0.53″	1.87±0.41	1.92±0.51″	2.59±0.88	2.52±1.03	2.66±0.70
大動脈脈波速度	10.15±2.04″	10.88±1.80″	10.02±2.05′	8.45±1.44	8.36±1.27	8.54±1.56
総コレステロール	166.2±33.3″	165.5±38.6	166.3±32.3″	207.6±36.0	192.7±36.0	221.8±29.7
中性脂肪	108.3±46.8	100.8±33.0	109.6±48.8*	129.1±73.7	116.0±56.2	141.5±85.4
LDLコレステロール	102.4±25.1″	104.3±31.2	102.1±23.9″	126.0±30.8	117.7±31.5	138.8±27.9
HDLコレステロール	49.8±10.6	50.1±7.1	49.7±11.1	52.1±11.2	50.1±11.4	54.1±10.5
収縮期血圧	133.2±20.9*	128.1±21.6	134.2±20.6**	144.4±16.3	140.8±14.4	144.9±17.2
拡張期血圧	74.2±9.8*	76.3±9.5	73.9±9.8**	79.4±10.0	78.4±10.6	80.4±9.3

mean±SD ; * p<0.05, ** p<0.01, ′ p<0.001, ″ p<0.0001。

3)で,対照群の207.6mg/dℓ（男性192.7, 女性221.8）より男女合計と女性で低かった。有意差は男性で確認されなかったが,母集団が多くなれば男性でも有意差が出るであろう。HDLコレステロールは百寿者49.8mg/dℓ（男性50.1, 女性49.7）,対照群は52.1mg/dℓ（男性50.1, 女性54.1）で,有意差はなかったが低い傾向にあった。LDLコレステロールは,百寿者102.4mg/dℓ（男性104.3, 女性102.1）で,対照群は126.0mg/dℓ（男性117.7, 女性133.8）,総コレステロールと同様,男女合計と女性で明らかに低かった。総コレステロールやHDLコレステロールと同じく,母集団が多くなれば男性でも有意差が出るであろう。その結果,百寿者では総コレステロールが低いだけではなく,悪玉コレステロール（LDLコレステロール）が低いことがわかった。しかし,善玉コレステロール（HDLコレステロール）まで低いのはなぜであろうか？

第3節　百寿者の中性脂肪低下は栄養低下か

　高脂血症では，中性脂肪もコレステロールとともに重要で，前節で述べた動脈硬化の計算式の1分子となっている。血清中性脂肪は百寿群108.3mg/dℓ（男性100.8，女性109.6），対照群129.1mg/dℓ（男性116.0，女性141.5）で，女性および男女合計で集計した群で有意に低かった。中性脂肪でも母集団が多くなれば男性でも有意差が出るであろう。結局総コレステロール，HDLコレステロール，LDLコレステロール，中性脂肪のいずれも低く，母集団の多い女性群がそれを反映し，男女合計の集計でも有意差をもって低かった。

　脂肪は腸管から吸収されて，腸間膜の毛細血管に入るが，白く混濁して乳糜の状態になっている。それは大部分が大分子のカイロマイクロンであるからである。腸間膜の血管は次第に合流し太くなる。この血管を門脈と呼んでいる。門脈は肝臓に入る。肝臓細胞に取り込まれると，カイロマイクロンからLPL（リポタンパクリパーゼ）の働きによって，カイロマイクロンの中に含まれる中性脂肪が分離濃縮されて次第に分子が小さくなり，VLDLリポタンパク，ついでLDLリポタンパクとなり，やがてHDLリポタンパクが現れる。LDLリポタンパクが，肝臓から末梢動脈を経由して末梢組織に運ばれると，末梢組織の細胞のLDLレセプターという窓口を通って細胞内に取り込まれる。この窓口はアミノ酸839個からできている。LDLレセプターは体内の至る所にあるが，必要に応じて増減する。

　細胞内では，LDLリポタンパクはアミノ酸とコレステロールに分解される。コレステロールは脂肪酸と結合してコレステロールエステルとなり，多くはエステル型として存在する。コレステロールはそれぞれの臓器で目的に沿って，主に細胞の新生や再生に使われる。ホルモンを産生する臓器からはそれぞれの目的に応じたホルモンが合成される。また，肝組織では胆汁酸もつくられる。余剰のLDLリポタンパクは肝臓に戻ってきて処理される。しかし，末梢にLDLリポタンパクが過剰になると，内膜細胞の障害を起こす。

さらに血小板の凝集を起こしたり，LDL が変性して酸化 LDL リポタンパクとなり，細胞内に脂質をため込んで動脈硬化をひき起こす。HDL リポタンパクは LCAT（レシチン，アシルトランスフェラーゼ）の作用によって，末梢の動脈硬化巣よりコレステロールエステルを抜き取って肝臓へ運ぶ。あるいは，コレステロールエステル転送タンパク（CETP）によって VLDL リポタンパクないし LDL リポタンパクに再合成される。

中性脂肪は，人体に必要不可欠なコレステロールを運ぶ仲立ちとして，重要なカギを握っている物質である。したがって，中性脂肪の血中レベルは体にとって，特に栄養脂質の多少，過剰，不足を表すバロメータとなる。百寿者の中性脂肪は正常値，あるいはやや低い値で，脂質は不足気味で栄養的にはやや低下していることを表しているものかもしれない。

第4節　コレステロールの低い人が生き残る

中性脂肪は脂質の中でも大分子ほど多く含まれ，最も大きなカイロマイクロンには76％も含まれている。カイロマイクロンが LPL によって中性脂肪に分解されると，分子量が小さくなるが，中性脂肪が減るわりにコレステロールは濃縮され％が上がり，VLDL リポタンパクになる。VLDL リポタンパクには中性脂肪が55％含まれている。さらに濃縮された LDL リポタンパクの中性脂肪は10％である。中性脂肪に代わって，コレステロールの比率は分子が小さくなるほど多くなる。カイロマクロンで7％，VLDL リポタンパク19％，LDL リポタンパクで45％である。LDL リポタンパクは LDL レセプターを通して肝臓にとり込まれるので，LDL レセプターが不足すると肝臓に取り込まれず，血中に LDL リポタンパクが滞って高脂質血症になる。血中のコレステロールや中性脂肪はカイロマイクロンから HDL リポタンパクに至るすべての脂質に含まれるものを総コレステロール，中性脂肪として測定している。

表10-2 表現型による判定（WHOの分類）

表現型	4℃一夜放置後の血清外観	血清脂質	増加するリポタンパク
Ⅰ型	←クリーム層浮上 ←透明黄色	TC↑ TG↑↑	カイロミクロン
Ⅱa型	←透明黄色	TC↑ TG(30−140mg/dl)	βリポタンパク (LDL)
Ⅱb型	←わずかに白濁	TC↑ TG↑	βリポタンパク (LDL) preβリポタンパク (VLDL)
Ⅲ型	←白　濁	TC↑↑ TG↑	IDL
Ⅳ型	←著しい白濁	(時にTC軽度上昇) TG↑	preβリポタンパク (VLDL)
Ⅴ型	←クリーム層浮上 ←白　濁	TC↑ TG↑↑	カイロミクロン preβリポタンパク (VLDL)

↑：上昇，↑↑：著明に上昇，TC：血清総コレステロール，TG：トリグリセライド。

ところで，空腹時に測定した血清総コレステロールが220mg/dl以上か，中性脂肪が150mg/dl以上のいずれか，または両方が高いものを高脂質血症と定義する。高脂質血症には，原因となる疾患がなくておきる原発性高脂質血症と原疾患があっておきる二次性高脂質血症とがある。二次高脂質血症のもととなる疾患には，甲状腺機能低下症や腎臓病のネフローゼ症候群や糖尿病等がある。

いずれの場合でもFredricksonの表現型（フェノタイプ）分類をもとに，WHOでは脂質血症を5型に分類している（表10-2）。Ⅱ型が最も多く，ⅡaとⅡbに分けられる。ⅡaはLDLリポタンパク

が高いので，総コレステロールが高いが，中性脂肪は高くない。IIbはLDLリポタンパクとVLDLリポタンパクが高いので，総コレステロールと中性脂肪がともに高い。III型はLDLリポタンパクとVLDLリポタンパクの中間のIDLリポタンパクが高いので，総コレステロールも中性脂肪も高い。III型はアポEを多量に持っていて，第8章8節に述べたアポEの遺伝的規制を受けるものが多い。IV型はVLDLリポタンパクの上昇によるもので，中性脂肪が高いが総コレステロールは高くない。I型は症例が少なく，カイロマイクロンのみが高い。V型はカイロマイクロンとVLDLリポタンパクが高いので，中性脂肪が特に高いが，総コレステロールも高い。

百寿者では，総コレステロール，LDLコレステロール，中性脂肪も高くないが，脂質にも遺伝的なコントロールがある程度みられるようなので，長生きしたので低くなったと考えるより，低い人が生き残った可能性が高いように思われる。

第5節　動脈硬化が軽い百寿者

百寿者と70歳対照群の動脈硬化指数について，平均値と標準偏差を示した（図10-1）。百寿者では，動脈硬化指数の平均値1.91（男性1.87，女性1.92），対照群2.59（男性2.52，女性2.66）で，男女合計と女性群で有意差を持って低く，男性では有意差はなかったが低い傾向が求められた。すなわち百寿者では，健康70歳老人より動脈硬化が軽いといえる。

TC-HDLC-0.2TGはLDLコレステロールを表していると考えられる。動脈硬化指数はLDLとHDL比を求めているので，悪玉が低く，善玉が高いということを意味している。しかし，百寿者ではHDLコレステロール上昇は著明でなく，LDLコレステロール低下の因子のほうが大きいので，動脈硬化指数はLDLコレステロールの動向に大きく左右されるであろう。しかし，LDLコレステロールの低い例に，HDLコレステロールの高い者が多いわけであ

第10章 動脈硬化と脂質　169

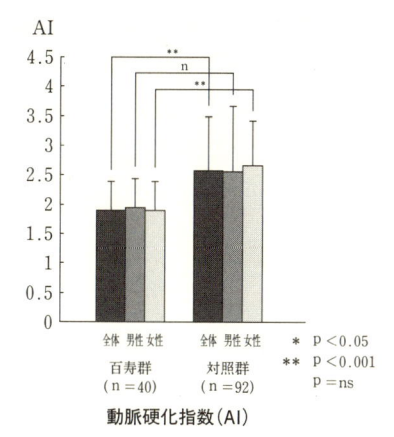

図10-1 動脈硬化指数の平均値(平均値±標準偏差)

* $p<0.05$
** $p<0.001$
p＝ns

るから，LDL コレステロールそのものを指標とするよりも，HDLの因子が加味された動脈硬化指数の方が動脈硬化の状況をより一層鮮明に表現されると考えられる。

第6節　20年若い百寿者の血管

　静脈の内圧は，せいぜい3～5 mmHg と低く血流が一様であるが，動脈では内圧が血圧として測られるように，正常でも120～130 mmHg と高く拍動を触れる。医師は脈をみるために3本の指を使って，腕の橈骨動脈を触れる。これは脈拍数を数えるだけではない。中枢側の1本，続いて2本の指に圧力を加えながら，3番目の指への脈の伝達状況と圧力に対する反動を感知して，動脈の硬さや弾力性の程度を観察する。

　百寿者には，全例に多少なりともこりこりと硬い動脈硬化ないし，くねくねとした動脈の蛇行が認められた。しかし，これが病的な動脈硬化であるか否かの判定は難しい。動脈硬化の度合いを数値で表現する方法として，血液の生化学的測定値から求めた指数が臨床的

指標として繁用されているが、この他、流動力学的に測ることもできる。後者は大動脈脈波速度、PWV (Pulse wave velocity) と呼ばれている。

百寿者40人（男性7人、女性33人—平均101.1歳：100〜105歳）と、70歳以上90歳未満の健康老齢者（92人）を比較対照群として、脈波伝達速度と動脈硬化指数を同時に求めて検討した。

大動脈脈波伝達測定は、アモルファス脈波センサーを用いた脈波計によるもので、非侵襲的検査である。「非侵襲的検査」とは心臓カテーテル検査のように、血管に穴を開けてカテーテル（管）を通したりすることがない。つまり痛みや出血を伴うことがなく、患者に苦痛を与えない検査という意味である。本法は、股動脈と頸動脈の脈を触れる部分の皮膚のうえにセンサーをおいて脈波を記録する。この波形は山の形をしていて、主として内圧を反映していると考えられる。股動脈と頸動脈の脈波を、同一の記録紙に同時に記録する。その波形から、それぞれの脈波の立ち上がり時点をマークする。これら二種の波形から、頸動脈の分岐点である大動脈弓部から股動脈までの脈波の到達時間を求めることができる。被検者を仰向けに寝かせておいて、首の付け根にある大動脈弓の位置から、股動脈の拍動が触れる場所までの距離を巻き尺で測る。次に伝達に要した時間を距離で割れば、血管間の脈波の速度を求めることができる。

脈波伝達速度は高齢になるほど速くなる。これは血管の弾力性がなくなるので末梢からの圧の反動（リバウンド）が失われ、血管がしなやかさを失い土管的になって、心臓からの血流の拍出が一直線に末梢に波及するためである。

百寿者と対照者の脈波伝達速度の測定結果を示した（図10-2）。百寿者の平均値（10.15±2.04m/s）は、70歳老人対照の平均値（8.45±1.44m/s）に比べ有意に高く（$p<0.0001$）、この傾向は男女同様であった。百寿者の脈派伝達速度の平均値（10.1m/s）は、荒井の平均値[76]を基本に計算すると、ほぼ80歳の値に相当する。百寿者群の平均年齢が101歳であるから、脈波伝達速度からみると、百

PWV (m/sec)

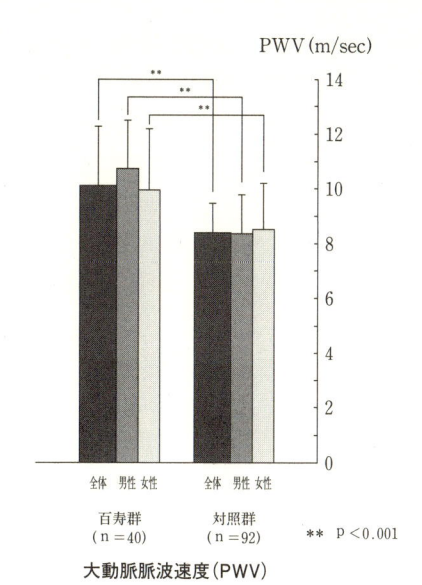

図10-2 PWVの平均値(平均値±標準偏差)

　　　　　　　　　　　　　　　　　　　** p<0.001

大動脈脈波速度(PWV)　百寿群(n=40)　対照群(n=92)

寿者の大動脈は20歳も若いということができるであろう。

　Avolioらは健常中国人を対象に，年齢と大動脈脈波速度の関係を調べ，大動脈脈波速度が年齢とともに上昇することを報告している[75]。しかし，その対象は平均年齢が45.6±15.3歳，年齢上限は80歳代までであり，それ以上の高齢者については調べられていない。その他の報告でも，超高齢者についての文献はない。

　同様に，日本人健常者をみると，20～70歳代までの各年代ごとの大動脈脈波速度平均値ならびにその増加度は，加齢にしたがい次第に上昇している。その調査でも，80歳代以上のデータは示されていない。我々のデータでは，70～80歳代への増加度は0.46 (m/sec)，80～100歳代への20年間の増加度も1.15 (m/sec) である。したがって，超高齢者でも大動脈脈波速度の増加は一般高齢者の延長線上にある。しかし，高齢になるほどバラツキが大きくなる傾向にあり，時には80歳以上では増加が逆に弱まる傾向もみられる。

大動脈脈波速度の個人の経年的進展度の急増は，50歳代に起こるという報告がある。しかし，超高齢者においてはその増加が一律ではなく，また大動脈硬化進展度の増加に抑制が働いた者のみが，超高齢まで生存したと考えられる。超長寿者においては，概して大動脈脈波速度の増加の加速度が漸減すると考えられる。

　40歳以上では，大動脈脈波速度値の標準偏差が大きくなる。百寿者では標準偏差がさらに大きく2.0となり，分散が大きい，つまり個体差が大きいことを示唆している。これは超高齢になるほど，たとえみかけ上健康でも，いろいろな種類および程度の潜在病態を保有しているであろうから，バラツキが大きいと考えられる。

　長寿達成には多くの要因があるが，その中でも動脈硬化進展の抑制が重要である。これらの百寿者と対照者の比較はグループの異なる横断比較であるので，年代による推移と生活パターンの変化の双方を反映していると考えられる。したがって，長寿達成要因を明確に証明するためには横断比較ではなく，同一グループ（コホート）の縦断調査研究が必要と考えられる。

第7節　動脈硬化は血管によって一様ではない

　前述のように，動脈硬化の進行度を表す臨床的指標には，動脈硬化指数と大動脈脈波速度がよく知られている。前者はコレステロールなどを用いて生化学的に算出したもので，主に中小動脈硬化度を知る指標である。後者は，特に胸部から腹部にかけての大動脈の硬化度を流体力学的に非観血的に測定するものである。大動脈脈波速度は加齢とともに増加するといわれている。しかし，大動脈脈波速度と動脈硬化指数についての相関，特に超高齢者については検討がなされていない。そこで，百寿者の大動脈脈波速度と動脈硬化指数とを同一例で測定し，その相関を調べ比較検討した。

　大動脈脈波速度の測定ならびに動脈硬化指数の算定のできた沖縄百寿者は，100～105歳までの40人（男性7人，女性33人；平均年齢

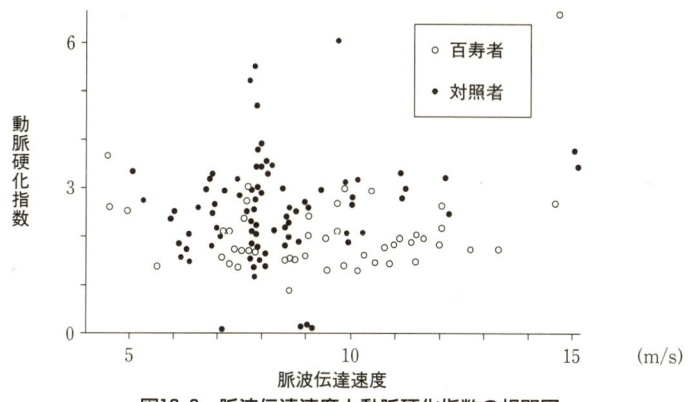

図10-3 脈波伝達速度と動脈硬化指数の相関図

101.1歳）であった。同様に，対照群として70歳以上90歳未満の健康高齢者92人（男性45人，女性47人）を選び，同種の検査を行った。いずれも既往歴や現病歴で，明らかな動脈硬化性疾患や生活習慣病を持つ者を除外した。百寿者の場合は居宅を訪問し，血圧，心電図をはじめ聴打診の理学所見を記録した。続いて肘静脈ないし股動脈から採血し，血清を用いて生化学検査を行った。大動脈脈波速度の測定は長谷川法に従った。総コレステロール・中性脂肪は酵素法，HDLコレステロールはデキストラン硫酸マグネシウム沈降法によって求め，動脈硬化指数についてはFridewald変法（AI＝(TC－HDLC－TG/5)/HDLC）に基づいて算出した。

大動脈脈波速度と動脈硬化指数の両方の検査が施行できた百寿者40人と，対照者92人の各々の両検査値についての相関をみた（図10-3）。その結果，相関係数は百寿者群 r＝0.049，一般老人群 r＝0.094で，有意な相関はみられなかったが，分布の様相はそれぞれ特徴的であった。百寿群では大動脈脈波速度値は広範囲に分布し，動脈硬化指数値は全体的に低値であった。対照群では大動脈脈波速度は10m/secに満たない範囲に集中する傾向がみられる一方で，動脈硬化指数は全般に高い値を示した。動脈硬化指数は，血圧など

多因子と同様に，冠動脈を含めた中小動脈の硬化度と相関があると考えられる。一方，大動脈脈波速度は血管運動神経の支配下にある末梢動脈ではなく，測定部位の動脈硬化の状況を反映していると考えられる。したがって，大動脈脈波速度は日本では動脈壁の組織レベルでの研究にも裏付けられて，動脈硬化度の良き指標として比較的汎用されている。

結局，70〜100歳に至る健康高齢者の大動脈脈波速度は加齢とともに上昇する傾向が認められるが，大動脈脈波速度と動脈硬化指数の相関はみられなかった。

動脈硬化は大動脈，中小動脈でも同じように進行するのではない。これが検査方法にも反映していると思われる。図10-3はその状況を示唆しており，百寿者，70歳老人の同じ人達に，同じ時期に検査した結果を示している。もちろん同じ検査であっても，別な人達に，別な時期に行った検査では比較はできない。

脈波伝達速度は，血液の流れの速度を流体力学的に求めたものである。一方，動脈硬化指数は血液の成分である血清コレステロールの分画から，血管壁に沈着して蓄積した動脈硬化の病変の程度を想定して求めた指数である。両者はどのくらい平行しているかを比較検討した。ここでは，検査の精度の良否を問題としているわけではない。百寿者と70歳老人についてX軸にPWV（脈波伝達速度），Y軸にAI（動脈硬化指数）をとって両者の関係を調べるために，統計学的に相関係数を求めた（図10-3）。これが2つの項目を比較する常套手段である。その結果，相関は認められなかった。

百寿者では脈波伝達速度値は広範囲に分布しているが，動脈硬化指数値はバラツキが少なく全体的に低い値であった。すなわち百寿者では，動脈硬化指数は全体に軽いほうに偏っているだけで，個人差がはっきりしない。脈波伝達速度の方が個人差をよく表しているので，百寿者の動脈硬化の程度の評価に適しているように思われた。一方，対照群では脈波伝達速度値が10m/s以下の範囲に集中する傾向がみられ，動脈硬化指数は全般に高い値を示した。対照群では，

脈波伝達速度，動脈硬化指数ともに動脈硬化度の高い所に集中していた。したがって，両検査法とも，一般高齢者の動脈硬化の評価にも適していると思われた。

　第10章2節，6節で述べたように，脈波伝達速度，動脈硬化指数ともに百寿者で低い，つまり動脈硬化が軽いことがわかった。この結果は，大動脈硬化を表す脈波伝達速度と細小動脈の硬化を反映する動脈硬化指数の間で動脈硬化の進行の時相，すなわち時間的なずれがあることを示唆しているように思われる。百寿者では相対的に細小動脈の硬化の進行は一応に遅く，大動脈硬化には個人差が大きいので，脈波伝達速度が百寿者に適しているのであろう。これが石井らの報告にあるように，百寿者の血管の老化は，アテロームを形成する動脈硬化による病的老化よりも，繊維化（fibrosis）などを中心とした生理的老化が主体であることを示唆していると思われる。

第8節　動脈硬化を抑える生活習慣

　血清コレステロールや中性脂肪値は栄養摂取状況の他，ストレスや性格，肥満，喫煙，アルコール摂取などの影響も受ける。百寿者は，それら諸因子に関しても比較的好ましい状況にあると考えられる。百寿者には肥満者はほとんどいない。肥満者は，内因性中性脂肪の転送の役割を担うVLDLリポタンパク濃度が上昇し，それによって末梢組織から肝臓へのコレステロール転送の役割を担うHDLリポタンパク濃度を減少させる。また，百寿者にはアルコール摂取の既往はあるが，アル中はいない。アルコールと動脈硬化の関連性については多くの報告があるが，適量のアルコールの摂取は血清HDLコレステロール濃度を増加させ，結果的に冠動脈疾患の発症を抑える。

　沖縄百寿者には，日常的に特別なスポーツを行っている例はきわめて少ない。男性で，90歳前後から10年以上にわたって，ゲートボールを継続している例はあるが，きわめて希なケースである。百寿

者には現代的なスポーツをしている者はいないが、職業上労働能力も高く、特にサトウキビ作りは集中的に厳しい労働を強いられ、持続的な有酸素運動の側面も有していたと考えられる。このように集積された生活習慣が、中年期から高齢期にかけての動脈硬化の進展抑制に少なからず寄与していると思われる。

厚生省特定疾患研究班報告のHDLコレステロールと虚血性心疾患ならびに脳血管障害発症率との関係をみると、HDLコレステロール濃度が50mg/dl以上、54mg/dl以下の範囲にあるとき、両疾患の発症率が最低になっている。沖縄百寿者のHDL平均値は、ほぼ50mg/dlであるので、むしろ適当なHDLリポタンパクレベルである。

第9節　血圧を下げると動脈硬化が進む

動脈硬化指数、総コレステロール、中性脂肪、LDLコレステロール、HDLコレステロール、収縮期血圧、拡張期血圧の各々について、大動脈脈波速度との相関係数を求めた。百寿者全体、百寿者女性では拡張期血圧、対照群では男女とも拡張期血圧についてのみ負の相関が認められた。つまり、血圧が下がると動脈硬化が進むことになる。

大動脈脈波速度に影響を与える因子として重要なものに、血管側因子として大動脈壁弾性と循環側因子の血管内圧、特に拡張期血圧が知られている。本研究においても拡張期血圧との逆相関が百寿者、対照者ともに認められた。その一方で、収縮期血圧との相関を示す報告も一部みられるが、有意な相関は認められなかった。収縮期血圧が維持されていて拡張期血圧が下がると、脈圧が大きくなるため血管が弾力を失うと考えられ、脈波伝達速度が上がるのは理解できる。したがって、血圧は心臓や脳などの主要臓器に負担をかけたり、出血の危険がない限り、むやみに下げないほうがよいことになる。

百寿男性では、HDLコレステロールについてのみ正の相関がみ

られる。HDL コレステロールが上がると動脈硬化が進行することになるが，正常範囲を越えて高い場合はコレステロールエステル転送タンパク（CETP）の増加によって，LDL リポタンパクが再合成されて高まり動脈硬化が進展することもあろう。正常範囲内の HDL 上昇と動脈硬化との関連性はいかがなものであろうか？

第10節　沖縄県人の動脈硬化度は他県より低い

地域集団の動脈硬化度を比較するには，環境・遺伝因子を考慮せねばならない。その際，同一条件の集団を選ぶ必要がある。このような母集団に対する条件とともに，測定法の統一や測定技術の標準化も必要である。

日本人の年齢別の大動脈脈波速度の平均値は70歳代9.55 ± 0.9 (m/sec)，沖縄県の70歳老人群では8.49 ± 1.2 (m/sec)である。これをみると1.0以上も沖縄県人のほうが低い。上記データをそのまま利用すると，実に10歳以上の開きに相当する。一般高齢者でも，沖縄県人の大動脈脈波速度が他県の同年代に比して低い傾向を示していることから，百寿者を含めた沖縄県人の動脈硬化度は他県人に比べて低いことが推察される。

動脈硬化は大動脈と中小動脈で，その進行にずれがある。これが動脈硬化指数と大動脈脈波速度の不一致をもたらした一因でもある。さらに，脂質代謝異常と器質性病変進展の位相のずれもあろう。また，大動脈，脳動脈，冠動脈や腎動脈などの部位別硬化の進行も一様ではない。

百寿者では，中小動脈硬化の進行が大動脈硬化に比して遅延している。これは百寿者がアテロームを形成する動脈硬化による病的老化よりも繊維化などを中心とした生理的老化が主体であるためである。それは解剖による病理学的研究からも裏付けられる。これが血管に関する百寿の様態である。

第11節　過酸化 LDL リポタンパク

　老化を説く場合，老化源なる物質や物象を想定する説が現代有力である。その中で，活性酸素（フリーラジカル）との接触が最も有力視されている。大気中に存する活性酸素もさることながら，体内にある活性酸素のほうが血管老化に直接的影響を及ぼすであろう。特に，脂質と結びついた活性酸素として，過酸化脂質がとり上げられる。これが LDL の変質をきたして過酸化 LDL リポタンパクとなり，動脈硬化の引き金になると考えられる。過酸化 LDL の計量は今回行われなかったが，その方面の研究がなされつつある。また，コレステロールエステルは遊離コレステロールと脂肪酸に分解されるが，脂肪酸の側の研究も今後進展していくであろう。

　第9章10節に述べたように，沖縄百寿者139人について血漿中の過酸化脂質を測定し，70歳健常者29人と比較した。さらにスカベンヂャーとして血漿中および細胞内トコフェロール（VE）を測定した。百寿者の血漿過酸化脂質の平均値は1.85nmol/mℓ，一般高齢者では2.75nmol/mℓで有意に低かった。しかし，血漿値および細胞内トコフェロールについては予想に反して低かった。この意味で，ビタミンE値は百寿者の現在の状況には関係なく，百歳になるまでにすでに老化の制御がある程度うまくいっており，これ以上のコントロールの意味は少ないと思われる。ビタミンEの抗動脈硬化効力は，より若い時代のアテローム効果の抑制に関与するもので，百寿者に対しての自然老化へのコントロールは不必要かと思われる。

第11章
百歳の心臓と血圧

第1節　脈拍数と心拍数は違う

　脈拍は，通常腕の前腕の親指の付け根にある橈骨動脈の脈拍を数えるが，必要に応じて首の前側部の頚動脈，頭部側面にある側頭動脈，股の付け根にある股動脈や足の甲にある足背動脈も使われる。たとえば，手術の際，麻酔医は側頭動脈を触れる。それは麻酔をかけるために，頭の上側に麻酔医が位置するので，側頭動脈が触れやすいからである。

　心拍と脈拍は大半は一致しているが，必ずしも一致しているとはいえない。心拍数は胸に直接耳をつけて心音を聞いたり，聴診器を使ったり心電図からも測ることができる。心拍数は心臓の拍動数であるが，動脈を通って末梢へ流れる血流が拒絶すればそれよりも末梢の脈は触れないし，また心拍出の弱い脈拍では末梢への経過で消滅してしまうこともある。不整脈がその例である。心房細動では大きな脈と小さな脈とがあり，力の弱い小さな脈は数を数える際に欠損するものもあって，脈拍は心拍より少なくなることもある。

　一般に，人の脈拍数は約24時間で10万回である。これを1分間についてみると60〜80で，老人では往々にして50台の徐脈傾向がみられる。百寿者の脈拍に関して，初診時の診査時所見から得られた平均脈拍数は男性74.6±15.1/分，女性76.5±13.0/分であった。

表11-1 百寿者の心拍数

心拍数／分	男性例数（％）	女性例数（％）
59歳以下	3（ 4.7）	6（ 2.1）
60〜89	44（68.8）	200（70.2）
90以上	4（ 6.3）	40（14.0）
測定不能	13（20.3）	39（13.7）
合　計	64（100 ）	285（100 ）
平均値±標準偏差	74.0±14.4	76.7±12.1

　心臓のリズムは通常洞結節で作られる。洞結節は上大静脈が右心房へ流れ込む部位で、心房の後壁側にある。そこで作られた電気的興奮といわれる刺激は、刺激伝導系といわれる特殊な心筋伝導路を通して心筋全体に広がっていく。この際、洞結節のリズムが少ないものを洞性徐脈といい、多いものを洞性頻脈という。運動選手の安静時や老人では概して洞性徐脈であり、子供や運動・発熱時は洞性頻脈である。洞性徐脈も洞性頻脈も、心臓のポンプ機能を障害するほどの数にならない限り、臨床的に特別な意義はない。

　人の1分間の心拍出量は、正常は4〜8ℓである。これを分時拍出量というが、分時拍出量は1分間の心拍数と1回の拍出量をかけ合わせて算出され、この量は運動などの負荷をかけない限り一定である。もし心拍数が少ない場合は、1回の拍出量を多くしなければならない。しかし、それには量の限界があって、40以下の高度徐脈になると分時拍出量が追いつかなくなる。

　百寿者では40/分以下の徐脈は1人もなかった。一方、80/分以上を頻脈とするが、老人では90/分以上であると臨床的意義がある。90/分以上の頻脈は男性4人（6.3％）、女性40人（14.0％）にみられた（表11-1）。沖縄の高齢者は過去の受診経験が少ないうえ、難聴の人も多い。また、標準語を解することができない言葉の不安感などが手伝って、心拍が上がる傾向もみられるためバラツキが大きい。

心拍数は自律神経のコントロールのもとにあるが，精神的緊張に基づく大脳からの影響の因子が大きい。したがって，初診時の心拍数が必ずしも正しい基礎的心拍数といえないし，心活動を正確に反映する情報とはいい難い。心拍と心拍との間隔は通常一定である。間隔が異なってくると不整脈になる。不整脈は瞬時に出ることが多いので，不整脈は脈の触診する時点や，触れている時間の長さによって出現したりしなかったりするし，また不整脈の数にも差がある。不整脈には心拍数が早くなりすぎるもの，遅くなりすぎるもの，また突然死に直結するものがある。それらについては『百歳の科学』で詳しく述べたので，詳細はそちらにゆずり本書では省略する。

第2節　お猿の聴診器

聴診器は，1816年にラエンネックによって発明された。近代技術が完備した大学病院で最先端医療に浸っている医師達の中には，聴診をせずに診断する医師がたくさんいる。その医師達にとっては，聴診器はお猿の聴診器と同じであるともいえる。今日，科学の粋を集めた各種の高度技術による最先端医療機器がそれにとって代わり，聴診による情報が軽視されがちである。しかし，聴診という簡便な技術によって，即座に，かつ安全に多くの有用な情報が得られることを考えると，たとえ眼科，耳鼻科などの専門外への分野に進む臨床医師でも，基礎的に必ずマスターしておくべき知識・技能である。彼らが離島や僻地へ往診した時など，どうするのであろう。そこにはMRI（超音波核磁器共鳴装置）やCT（コンピュータ断層装置）どころか，一般のレントゲン写真の撮影装置もない。その時に聴診の果たす役割についてひとしお感銘する。聴診は欠かすことのできない診察の第一歩なのである。

普通，心音にはⅠ音，Ⅱ音がある。左心側では，Ⅰ音は主として僧帽弁の閉じる音で，0.05秒ほど遅れて大動脈弁の開く音が出る。この両方がまとまってⅠ音として聴こえる。Ⅱ音は大動脈弁の閉じ

る音である。僧帽弁はそれより約0.1秒ほど遅れて開くが、この音は正常では聴こえず、聴こえれば異常である。このように、聴診には0.01秒の間隔を聴き分ける耳の訓練が必要である。右心側では僧帽弁に代わって三尖弁が、大動脈弁に代わって肺動脈弁がそれぞれに該当する。Ⅰ音とⅡ音の間は、血液が心室から大血管（大動脈や肺動脈）へ送り出される時期であるから収縮期といい、Ⅱ音からⅠ音の間は心室が拡がって血液が心房から心室へ流れこみ、心室が拡張する時期であるので拡張期という。

通常、心臓は胸の左よりにあるので、左心側の心音は心尖すなわち、心臓の拍動を触れる左側第五肋骨の下、心臓の先端部で聴こえる。右心側心音は第四肋間で胸骨のすぐ左で聴取される。大動脈弁の音は第二肋間で胸骨右で、肺動脈弁の音は第二肋間の胸骨の左で聴きやすい。心臓の雑音は正常では聴こえない。もし聴こえれば心臓内に乱れた血液の流れがある、つまり心臓に何らかの病変があると予想される。聴診される雑音の程度はⅠ～Ⅳ度に分けられている。Ⅰ度は注意深い聴診で聴こえる、Ⅱ度は胸にあてた途端に聴こえるが弱い、Ⅲ度は中等度に弱い、Ⅳ度は耳に近く聴こえる、Ⅴ度は聴診器で聴こえる最大のもの、Ⅵ度は聴診器がなくても聴こえるので遠隔雑音といわれる。百寿者では心雑音、心音異常を聴取することが多い。百寿者の心雑音の出現状況を示す（表11-2）。

僧帽弁閉鎖不全によると考えられる心臓の先端である心尖部で聴こえるⅢ度以上の収縮期全体にわたる雑音は、男性では0人、女性で9人（3.1%）にみられた。その部位におけるⅡ度以下の短い軽い雑音は、必ずしも心臓病に限ることなく、多少の心機能低下状況で現れ、治療によって消失する。これは相対的僧帽弁閉鎖不全といわれ、心臓弁膜症の分類には入れない。一方、僧帽弁狭窄を示す雑音は、心臓の心尖部で拡張期にあり、僧帽弁の開く音を伴って聴こえる。これは男性0人、女性1人（0.3%）にみられた。

大動脈弁閉鎖不全を表す、第二肋間付近に聴こえるⅢ度以上の拡張期雑音は男性では0人、女性4人（1.4%）にみられた。同部の

表11-2 百寿者の心臓聴診による診断状況

	男性例数(%)	女性例数(%)	備考
僧帽閉鎖不全	0(0)	9(3.1)	心尖部収縮期雑音Ⅲ度以上
相対的僧帽閉鎖不全	7(11.1)	39(13.6)	心尖部収縮期雑音Ⅱ度以下
僧帽弁狭窄	0(0)	1(0.3)	拡張期ランブルと僧帽弁開放音
大動脈弁閉鎖不全狭窄	0(0)	4(1.4)	心基部拡張期雑音Ⅲ度以上
大動脈弁狭窄	1(1.6)	4(1.4)	心基部収縮期雑音Ⅲ度以上
機能性雑音	0(0)	29(10.1)	心基部収縮期雑音Ⅱ度以下
心音純	52(82.5)	166(58.0)	
不明	3(4.8)	34(11.9)	
合計	63(100)	286(100)	

Ⅲ度以上の収縮期雑音は男性1人 (1.6%),女性4人 (1.4%) にみられ,大動脈弁狭窄症が疑われた。

収縮期雑音でもⅡ度以下であったり,楽音といわれる柔らかくリズミカルな雑音である場合は,機能性心雑音と考えられる。これは男性0人,女性29人 (10.1%) に認められた。また,そのような雑音は貧血や発熱時,時にはバセドウ氏病などでもみられ,本来の心臓病とは考えにくい。なお,百寿者には明らかなバセドウ氏病はなかった。全く正常な心音の人は男性52人 (82.5%),女性166人 (58.0%) であった。

第3節 石灰が貯まった心臓

聴診所見を裏付け,心臓の病気の状態をより正確に把握するために,百寿者の一部の人々について超音波による心エコー断層図を記録した。装置を自宅まで運ぶのであるから,大がかりな装置は運べない。そこで,メカニカルタイプといわれるポータブルの超音波装置を用いた。画像は白黒であり,心臓壁の厚さや弁の動きが十分わかるが,血液の流れを表すドップラー断層装置もなく,かつ解像力もやや低い。しかし,在宅検診の状況を考えるとやむを得なかった。

表11-3 百寿者の心エコー図解析結果と付随検査データ

症例番号	氏名	年齢	性別	Echo						PCG					ECG			BP (mmHg)
				AVC	MAC	CTC	PMC	AS	MS	ES	SM	DM	IV	RM	LVH	ST-T	Block	
1	A.M.	100	F	+	−	−	−	−	−	+	−	−	+		−	+		100/60
2	N.M.	100	F	+	−	+	−	+		+	+	−	+		−	+		140/90
3	T.K.	100	F	+	+	−	−	+	−	+	+	−	+	−	−	+	LAHB	180/82
4	N.N.	100	F	+	+	+	+	−	−	+	+	−	+	−	−	+	−	120/78
5	Y.K.	100	F	+	+	−	−	+	−	+	+	−	+	−	+	−	+	178/78
6	G.N.	100	F	+	+	+	+	−	−	+	+	+	+	−	+	+		135/50
7	O.K.	100	F	+	+	−	−	−	−	+	−	−	−	−	−	+		128/68
8	Y.M.	100	F	+	+	−	−	−	−	+	−	−	−	−	−	+	CRBBB	120/64
9	H.M.	100	M	+	−	−	−	−	+	+	+	−	+		−	−		164/76
10	H.K.	100	F	+	−	−	−	−	−	+	−	−	−	−	−	+		116/50
11	O.K.	99	F	+	−	−	−	−	−	+	+	+	+		−	+		118/50
12	N.M.	103	F	+	+	+	+	+	?	+	+	−	+	−	−	+	1°AV	110/58
13	S.M.	99	F	+	+	+	−	−	−	+	+	−	+	−	−	+		148/88
14	T.T.	101	F	+	+	−	−	+	−	+	+	+	+	−	−	+	1°AV	124/70
15	Z.U.	99	F	+	−	−	−	−	−	+	+	−	+		−	+		140/70
16	N.O.	100	F	−	+	−	−							?	−	+	−	136/84
17	I.M.	99	F	−	−	+	−								−	+		140/74
18	I.K.	102	M	−	−	−	−								−	+		160/72
Total				15	9	4	7	1?		15	10	4	13	1?				

Echo/AVC：大動脈石灰化　MAC：僧帽弁輪石灰化　CTC：僧帽弁腱索石灰化
PMC：乳頭筋石灰化　AS：大動脈弁狭窄　MS：僧帽弁狭窄　PCG/ES：駆出音
SM：収縮期雑音　DM：拡張期雑音　IV：4音　RM：拡張期ランブル
ECG/LVH：左室肥大　LAHB：左前肢ブロック　CRBBB：完全右脚ブロック
1°AV：1度総室ブロック

対象38人（男性10人，女性28人）について，心尖部（心臓の先端部），心基部（心臓の付け根の部分）で心臓の縦断面と横断面と，さらに左右の心房と心室の四室を一面に出せる面で心臓の断層図を撮影した。その解析結果に，同時に記録した心音図と心電図所見を加えて，総合診断した結果を示す（表11-3）。

心臓の弁膜，心筋，大動脈等に石灰沈着が目立った。僧帽弁の弁や弁の周囲に石灰化（MAC）が認められる者9人，僧帽弁そのもの，落下傘の紐のような構造になっていて弁の先端から下に突っ張っている腱索に石灰化（CTC）がある者7人，腱索を下からさらに引っ張っている乳頭筋に石灰化（PMC）がある者は4人であった。それらのうち，重複している者を1人として数えると，僧帽弁およびその周辺の石灰化は合計12人（31.6％）であった。これらが僧帽弁閉鎖不全の原因と考えられ，この原因として成人で多くみられる心筋梗塞等による腱索の断裂は認められなかった。なお，腱索断裂とは，僧帽弁についている紐状の腱を下から引っ張っている乳頭筋に心筋梗塞が起きて断裂し，弁がブラブラになってしまったもので

ある。また、リウマチ性病変を思わせる僧帽弁狭窄症（MS）は、疑いの1例のみで、診断の確定はできなかった。若年者によくみられる、乳頭筋の引っ張る力が弱いための先天的な僧帽弁の逸脱は1例もなかった。

大動脈弁やその周囲の弁輪と呼ばれる部分の石灰化（AVC）は15人（31.5%）に認められた。これは老化に伴う弁の硬化によるものであろう。これらのうち、心音図所見などを加味して大動脈弁狭窄症（AS）と診断された者は7人であった。その中の1人は大動脈弁閉鎖不全を併発していると考えられた。

ドップラーエコーが併用できなかったので、微細な逆流の検出はできなかった。解像力の高いドップラーエコー装置が利用できれば僧帽弁、三尖弁、大動脈弁、肺動脈弁のそれぞれの状態がより手に取るように把握できると思われる。

第4節　心臓に老化タンパクが貯まった

心臓は静脈から戻ってくる血液、すなわち環流血液を貯め込むと同時に、血液を大動脈に拍出する一種のポンプで、筋肉でできている。1回に約100ccの血液を1日約10万回拍出するので、1日約10万トンの仕事をしている大変な力持ちの臓器である。1回のポンプ活動をする直前に電気的興奮が起きる。これが心筋の活動電位と呼ばれ、その心臓の電気的活動を捉えるのが心電図である。これは目でみえる動きではなく、細胞内外へのナトリウムやカリウムの動きを表すので電気的興奮といい、その高さは電位として捉えられる。

心電図はアイントーフェンにより1897年に発見された。この波の形によって、心筋梗塞、狭心症、心臓肥大などの心筋の病気を即座に診断できる。心臓病の心電図波形については、『百歳の科学』に詳しく述べたので本書では省略する。

心筋梗塞の際には、患者は強い胸痛を伴い、時には失神することもある。心筋梗塞の胸痛は強烈なので、一生忘れることがないのが

普通であろう。しかし，高齢者では胸痛もなく，場合によると自覚症状が全くないのに，徐々にこの形の心電図に偶然に遭遇することが多いので，過去に胸の激痛があったかどうかを聞き出す。しかし，数例を除いて胸痛の既往は全くなく，無自覚であったことを考えると，これらの心電図変化は，本物の心筋梗塞よりも老化タンパクといわれているアミロイド沈着等をも含めた心筋（心臓の筋肉）の代謝異常を考えるべきである。それらは，代謝障害のため心筋が部分的に活動を失って，心筋梗塞のような波形になったと考えられる。百寿者では無自覚の心筋梗塞心電図が多くみられるのと同様に，無自覚のいわゆる狭心症を示すST異常もよくみられる。この場合も，冠状動脈の虚血というよりも心筋代謝障害の可能性が強い。またその場合，心筋の電気発生能力が低下して電圧が低くなった低電位の心電図もよくみかけられる。それらの病変が心筋を異常興奮させたり，伝導を中断したりすることによって各種不整脈を生ずる。

　百寿者にみられる心臓弁膜症は，若年者にみられるリュウマチ性の病変よりも，加齢とともに起きた心筋代謝障害が根底にあり，さらに弁の先端である弁尖や弁の周辺である弁輪や腱索の石灰化によって閉鎖不全となり，逆流を起こしていると考えられる。しかし，大半の心臓弁膜症はポンプ機能が保全されていて代償期にあると思われるが，何らかのきっかけによってポンプ機能が低下し，代償できなくなるとやがて不全期に達して死期が訪れると考えられる。

第5節　高血圧は病気ではない

　今日，血圧計が普及し，各家庭で簡単に血圧が測れるようになった。体重，体温を測るために病院や診療所の門を叩く人はいない。同様に，血圧を測るだけで診療所を訪れるのはナンセンスである。第一，病院で測ると血圧が高く，自宅で測ると高くない人が多い。いわゆる白衣高血圧である。最近は自分で測定できる自動血圧計が売り出されていて，自分で血圧を測れるだけでなく，自動記録や血

圧を図示するものまで現れた。したがって、血圧に関する知識が高まったのは当然である。血圧はライフスタイルとともに変わるので、血圧の高い人は、医師との相談のもとに、血圧や各種の検査値などに基づき本人にあった適切なレベルを目標に、自らの生活設計をすべきである。そのために血圧計は家庭には欠かせなくなった。

血圧は血管の中の圧力、内圧のことである。大動脈弁が開くと心臓から血液が大動脈へ流入して血管内の圧力が高まる。これを収縮期血圧または最高血圧と呼ぶ。大動脈弁が閉まると大動脈は心室から隔離されて内圧は下がる。これが拡張期血圧ないし最低血圧といわれる。収縮期血圧の正常値は、およそ年齢＋90ないし年齢/2＋110といわれている。拡張期血圧はおよそ収縮期血圧の2/3が理想的である。血圧は精神的興奮状態によって一時的に上がるので、一回の測定だけでは高血圧症と診断するのは危険である。なお、高血圧症と高血圧は違う。高血圧症は病気、高血圧は血圧が高いということを指し、高血圧症の一所見にすぎない。

経過を追って観察できた血圧値をみても、血圧は概して年齢とともに上昇する。上記の計算によると基準値が60〜80歳になると150mmHgを超えてしまう。しかし百寿者でも収縮期血圧の150mmHg以上および拡張期血圧の90mmHg以上は高血圧と考えるべきである。したがって年齢に関係なく、血圧は通常収縮期血圧150mmHg以下、拡張期血圧90mmHg以下が良いことになるが、正常血圧の範囲内でも低いほど脳卒中や心臓病への危険は少ないといわれる。

高血圧症には腎炎や副腎疾患など原因が判然としているものと、原疾患不明で判然としないものとがある。後者を一般に本態性高血圧症と呼ぶ。本態性とは原因不明という意味といっても過言ではない。高血圧症の95％以上が本態性高血圧症である。それは遺伝的素因や高食塩食や肥満などの生活習慣から誘起される。

一方、低血圧といわれるのは収縮期血圧で100mmHg以下であるが、低血圧は原因疾患を探して処置すべきである。低血圧症も高血圧症と同様、低血圧の所見をもった病気のことである。無自覚で原

表11-4 百寿者の血圧 (mmHg)

	男性例数（%）	女性例数（%）
高血圧（160↑95↓）	1（1.6）	4（1.4）
境界域高血圧	23（37.1）	101（36.2）
正常（139↑89↓）	38（61.3）	174（62.4）

男　　　性	平　均　値	132/71
	標準偏差	20/12
女　　　性	平　均　値	130/73
	標準偏差	22/11

因不明の本態性低血圧症は、薬剤治療の対象には、ふつうならない。

百寿者の血圧の平均値は男性収縮期130mmHg、拡張期71mmHg、女性収縮期130mmHg、拡張期73mmHgであった。いずれも正常血圧レベルである。しかし、危険度の高い血圧レベルと考えられる収縮期血圧160mmHg以上、拡張期血圧95mmHg以上は、男性1人（1.6%）、女性4人（1.4%）がそれに該当した（表11-4）。

初診時に血圧が高値であっても、高血圧症と断定できない。なぜなら、百寿者には血圧測定を受けた経験がない者や、医師の受診すら受けたことがない者が多い。さらに、方言しか話せない者も多く、初回受診時には、特に緊張して高値になる傾向がみられる。したがって、大半が2回目、3回目と訪問を繰り返して顔馴染みになり、不安感を取り除くだけで、何ら治療を行わなくても血圧値が正常化されていくことを考えると、1回の数値をもって高血圧ないし境界域高血圧と断定するのは早急である。この傾向は脈拍についてもいえる。血圧、脈拍も精神的に興奮すると、交感神経が興奮するので、心臓が高鳴って脈拍が多くなり、血管が収縮して血圧が上がる。

我々の調査からは、百寿者には高度な高血圧症はなかった。高血圧症とそれに伴う脳血管障害や心・腎障害のある者は、百歳までに淘汰されている可能性が高いと考えられる。

第12章
ホルモン環境

第1節 百寿者のホルモンを測る

　健康百寿で代表される超高齢者は，皮膚が艶やかで活気に満ちた生活をおくっている者が多い。1995年度の調査では，沖縄百寿者の結婚回数は平均男性1.6回，女性1.2回である。百寿者は，概して子供数も多く，平均男性5.1人，女性4.6人であった。これは，彼らが健康な人生をおくっている証拠であり，異性に対する興味を持ち続けているためであることにも関係する。それが，健康百寿の一端を表していると考えられるので，彼らのうち分泌系の中枢である下垂体－副腎系および末梢臓器ホルモンを測定し，さらに生活背景調査を同時に行い，ホルモンと生活環境との関連性を調べた。

　対象者は在宅の健康百寿者男性34人，女性83人で，事前に採血検査を含めたホルモン等の測定に対し，本人ないし家族に了解を得た者に限った。調査の実施期間は1988～1995年度，自宅を訪問し，井上らの方法による日常生活動作（ADL）調査の高い者，厚生省の自立度調査では正常ないし自立度の高いA群に属していた者に限定した。訪問時はADL調査，理学的診査，心電図の他，前腕静脈採血によって，一般的な生化学，血液学検査に加えて，FSH（卵胞刺激ホルモン），LH（黄体化ホルモン），エストラジオール，テストステロン，DHEA（デヒドロエピアンドロステロン），T3（トリヨードサ

イロニン), T4 (サイロキシン) を測定した。全血から血清を分離し−20℃に凍結したうえ, 1カ月以内にまとめてSRLにホルモン定量を依頼した。同様なホルモン定量と調査を, 沖縄県在住の在宅70歳老人, 男性41人, 女性65人にも行い比較検討した。百寿者, 70歳老人ともに, 沖縄に生まれ沖縄に生活した者に限った。ホルモンに関する群間比較検定はWelchの検定を用いた。

第2節　性腺刺激ホルモンが高い

　末梢生殖臓器の性ホルモンとして, 女性では卵巣から卵胞ホルモン (エストラジオール) と黄体 (プロゲステロン) が, 男性では睾丸から男性ホルモン (テストステロン) が分泌される。この3種のホルモンは, ホルモン中枢である脳下垂体前葉からの2種の性腺刺激ホルモンによって支配されている。1つはFSHで, 女性の場合, 卵胞刺激ホルモンといわれ, 卵胞の発育・成熟を起こす。男性の場合, 精細管刺激ホルモンといわれ, 精細管に働き精子を形成する。もう1つはLHで, 女性では黄体化ホルモン, 黄体形成ホルモンといわれ, 排卵を起こして黄体を形成し, 卵胞ホルモンを分泌させる。男性では睾丸間質細胞を刺激し, テストステロンを分泌させる。

　下垂体の性腺刺激ホルモンである卵胞刺激ホルモンは, 女性百寿者では99.2mIU/mlで, 70歳女性の69.8mIU/mlに比して高値であった (表12-1)。男性百寿者では74.5mIU/mlで, 70歳男性20.9mIU/mlより高かった。卵胞ホルモンは, 女性では百寿者, 70歳で男性群より高かったが, 百寿者男性では70歳女性よりも高値であった。

　黄体化ホルモンも同様で, 女性百寿者では36.9mIU/mlで, 70歳女性の25.3mIU/mlより有意に高かった。男性百寿者では, LHは32.3mIU/ml, 70歳男性13.2mIU/mlと, 同じく百寿者で有意に高かった。しかも百寿者男性のLHは, FSHと同様に70歳女性よりも高かった。

表12-1　百寿者の脳下垂体性ホルモン（平均値±標準偏差）

	卵細刺激ホルモン(mIU/mℓ)		黄体化ホルモン(mIU/mℓ)	
	男　性	女　性	男　性	女　性
百 寿 者 （例数）	74.5±39.2 (34)	99.2±42.2 (83)	32.3±19.8 (34)	36.9±19.6 (83)
70歳老人 （例数）	20.9±18.9 (39)	69.8±26.9 (64)	13.2±13.2 (41)	25.3±15.7 (65)
基準範囲	2.9〜8.2	26.2〜113.3	1.8〜5.2	8.70〜38.0

群間比較検定はWelchの検定を用いた。

第3節　高齢者の女性ホルモンは女性より男性のほうが高い

末梢生殖臓器である卵胞から分泌される卵胞ホルモン（エストラジオール）については，女性百寿者4.2pg/mℓで，70歳女性の15.5pg/mℓよりも低値であった（表12-2）。女性では，閉経後急速に下がって，その後低下の一途をたどる。したがって，動脈硬化や骨の老化が急速に進み，閉経後，老化に伴う生活習慣病がどっと押し寄せる。一方，男性百寿者12.1pg/mℓ，70歳男性35.7pg/mℓであり，百寿者では70歳老人より有意に低値であった。しかし，予想に反して百寿者，70歳老人ともに，男性では女性よりも高かった。百寿者男性で女性ホルモンが高いのは，百寿者が特殊な人々なのだと考えればある程度理解できるが，70歳男性で，70歳女性よりも女性ホルモンが高い現象をどう考えるべきであろうか？　しかも，これだけで女性ホルモンの高い男性だけが，長生きするとは必ずしも断言できない。もちろん，女性ホルモンは，若い女性では男性よりはるかに高値であるから，閉経による低下がいかに極端かを物語っている。現在，西欧では老化予防に女性ホルモンが使用されている。男性にも，同様の効果があるのかという研究もなされつつある。

なお，pgは微量を表す単位で，1 pg（ピコグラム）は1,000分の1 ng（ナノグラム），1兆分の1 g（グラム）に相当する。ちなみに1 ngは1億分の1 g，1,000 μg（マイクログラム）である。1 μg

表12-2 百寿者の末梢臓器性ホルモン (平均値±標準偏差)

	エストラジオール (pg/ml)		テストステロン (ng/ml)		デヒドロエピアンドロステロン (ng/ml)	
	男 性	女 性	男 性	女 性	男 性	女 性
百寿者 (例数)	12.1±10.2 (21)	4.2±3.6 (33)	2.98±2.02 (34)	0.39±0.48 (54)	0.76±0.34 (15)	0.62±0.26 (19)
70歳老人 (例数)	35.7±14.8 (29)	15.5±6.4 (25)	4.39±1.20 (41)	0.13±0.48 (59)	2.59±0.93 (29)	3.03±1.33 (25)
標準範囲	20.0〜59.0	9.0〜230	2.70〜10.7	0.9以下	0.72〜5.44	0.84〜3.87

群間比較検定は Welch の検定を用いた。

は100万分の1gで1,000（ミリグラム）である。1 mgは1,000分の1gである。

睾丸から分泌される男性ホルモン（テストステロン）については，男性百寿者2.98ng/mlで，70歳男性の4.39ng/mlより有意に低くなっていた（表12-2）。牧らの報告によると，福岡県の男性百寿者は70歳に比して低下しているが，対象が3例であり，有意でなかったと考えられる。女性百寿者0.39ng/ml，70歳女性0.13ng/mlで，百寿者で高くなってはいるが，もともと微量であるので考慮の対象にはならない。男性百寿者のテストステロンは，テストステロンの前駆体であるハイドロキシ，プロゲステロンとともに，百歳までは加齢とともに低下するが，70歳男性と百寿者の間には有意低下がないと牧が発表している。我々の調査では，男性百寿者のテストステロンは70歳男性より明らかに低値であった。

ウィルソンらによると，テストステロンの標的臓器は前立腺であり，前立腺で活性型の5αデハイドロテストステロン（5DHTH）に転換される。井林は，5DHTHは高齢まで保存されていると述べているが，我々は5DHTHの測定は行っていない。

特に自覚症状がない限り，直腸診を申し入れることができないので，前立腺肥大の確認はできていないが，前立腺は高齢になると萎縮する多くの臓器と異なり，心臓と同様，高齢とともに肥大する例外的臓器であり，超高齢者の5DHTHの前立腺の状況も興味ある

研究課題と思われる。

第4節　真の年齢を表しているホルモン

　DHEA（デヒドロエピアンドロステロン）は，副腎の外層である皮質の中の網状層から分泌されるアンドロジェン（性ホルモン）である。女性百寿者0.62ng/mℓ，70歳女性3.03ng/mℓで，百寿者で有意に低値であった（表12-2）。男性百寿者0.76ng/mℓ，70歳男性2.59ng/mℓで，同じく百寿者で有意に低かった。百寿者，一般老人ともに男女差はなかった。

　福岡県百寿者についての牧らの報告では，男性百寿者で1.73ng/mℓで沖縄のほうが低く，沖縄男性百寿者の平均値と大きく異なっている。これは対象百寿者の健康レベル，あるいは検査法の違いによるのか，十分な検討が必要である。しかし，福岡県内でも男性百寿者が70歳男性に比して低値である点は一致している。福岡県女性百寿者では0.40ng/mℓで，逆に沖縄百寿者のほうが高い。しかも福岡県では有意差がなかったが，沖縄では百寿女性で有意低下を認めている。これも男性と同様に，対象としての百寿者の状況により大きく異なることを考慮しなければならない。男女差の開きが少ない点や有意差の状況をみると，沖縄のデータのほうが信頼度が高そうである。福岡の場合，百寿者の例数が少なすぎて，有意差を求めるのは困難である。この調査は，若年から高齢，100歳に至る男女を年齢階層別にDHEAを調べているデータであるが，男女ともに20歳以後加齢とともに減少し，70～90歳で最低値となる。70歳以後は低レベルも横這いし，100歳ではむしろバラツキが大きく，中にはかえって高値のものもあり，男性でも70歳代，女性では40歳代の値の者もみられる。

　DHEAの高い者で性機能が保存されているという証明はないが，高い者が選別され，低下した者が脱落したとすれば理解しやすい。百寿者はDEHA低下の延長線上の者もあるが，全般にバラツキが

大きく、個人差が特に目立った。我々の調査でも同様に、百寿者ではDHEAの高い者から低い者までであり、その幅が大きかった。一般に、高齢になればなるほど、年齢をいい当てるのは難しい。つまり、暦年齢と生理的年齢の開きが大きく、一致しないということを意味する。生理的年齢の指数を探している中で、井村はDHEAのレベルは生理的年齢を最もよく表していると述べている。

第5節　甲状腺ホルモン

甲状腺ホルモンは安静時、つまり基礎的な新陳代謝のレベルをコントロールするホルモンで、分泌が多すぎると代謝が亢進するのでバセドウ氏病になり、少ない活動でも過剰なエネルギーを消費し、痩せて眼球が突出し汗をかきやすくなり、皮膚の色が黒くなることで知られている。逆に、甲状腺ホルモンが低下すると粘液水腫となって肥って、押しても凹まないむくみを生じる。甲状腺ホルモンにはT_3（トリヨードサイロニン）とT_4（サイロキシン）があり、いずれも大半がアルブミンと結合して血中に存在する。T_3はT_4の1～2%と量は少ないが、T_4の5～8倍も活性度が高い。

甲状腺関係のホルモンに関しては、T_3は男性百寿者0.74ng/ml、女性百寿者0.70ng/mlで、70歳男性1.00ng/ml、70歳女性0.97ng/mlよりやや低いが有意差はなかった（**表12-3**）。しかしT_3のレベルは、成人の基準値（0.7～2.0ng/ml）の範囲内にあるが、下限に近かった。T_4（サイロキシン）は、男性百寿者で6.98μg/dl、70歳男性7.58μg/dlで、百寿者でやや低かったが、有意低値ではなかった。女性百寿者では7.17μg/dl、70歳女性で8.33μg/dlで、百寿者で有意低値であった。しかし百寿、70歳老人群ともに、男女とも成人の基準値範囲内（5～13μg/dl）にあった。百寿者では、若い人ほどエネルギー消費量を必要としないので、T_3、T_4に関しては、100歳まで次第に低下していても当然と考えられる。

百寿者の脳下垂体のTSH（甲状腺刺激ホルモン）の平均値は、男性

表12-3 百寿者の甲状腺ホルモン (平均値±標準偏差)

	トリヨードサイロニン (pg/mℓ)		サイロキシン (µg/dℓ)		TSH (µU/mℓ)	
	男性	女性	男性	女性	男性	女性
百寿者 (例数)	0.74±0.19 (16)	0.70±0.16 (80)	6.98±1.85 (16)	7.17±1.39 (80)	2.52±1.41 (14)	2.56±2.02 (56)
70歳老人 (例数)	1.00±0.08 (10)	0.97±1.15 (12)	7.58±1.34 (10)	8.33±1.66 (12)	1.27±0.55 (19)	1.73±0.69 (17)
標準範囲	0.80~1.80		4.60~12.6		0.4~3.5	

群間比較検定はWelchの検定を用いた。

2.52µU/mℓ,女性2.56µU/mℓで,70歳対照の男性1.27µU/mℓ,女性1.73µU/mℓに比して有意に高かった。大半は正常値にあったが,異常高値は7例15.5%,異常低値は2例2.8%であった。なお,百寿者男性と女性の間には有意差はなかった。

Mariottiらは,80歳までは甲状腺機能がよく保存されているが,超高齢で著明に低下すると述べている。我々の調査でも,甲状腺機能は70歳代に比較して100歳代では明らかに低下しており,高齢後期になるほど一層低下することがわかる。甲状腺ホルモン分泌が低下すると,フィードバック機構が働いて,下垂体機能が亢進し甲状腺刺激ホルモンのレベルが高くなるが,一般に,甲状腺ホルモンの分泌が十分であれば,脳下垂体機能が特に亢進することはない。

以上のデータから,T_3とTSHの高低を利用して,百寿者の6分割のグループ分けを行った。T_3は成人の正常下限の0.75ng/mℓをカットラインとし,正常群,低値群に分けた。異常高値例はなかった。TSHは,健康成人の平均値3.5以下0.34以上をもって,正常群,低値群に3分した。6分割群はつぎの通りである。T_3正常TSH高値をⅠ群,T_3正常TSH正常をⅡ群,T_3正常TSH低値をⅢ群,T_3低値TSH高値をⅣ群,T_3低値TSH正常をⅤ群,T_3低値TSH低値をⅥ群とした。その結果,Ⅰ群;6例6.5%,Ⅱ群;24例38.8%,Ⅲ群;0例,Ⅳ群;5例7.0%,Ⅴ群;34例47.9%,Ⅵ群;2例2.8%になった(図12-1)。

一方，百寿者を井上法によってADLを調べ，11項目の総計値を6群別に求めた。身体的ADLはⅠ群4.0±1.0, Ⅱ群3.4±1.5で，T_3正常群ではTSHが下がるほどADLも低下するが有意差はなかった。また，Ⅳ群2.7±1.2, Ⅴ群2.0±1.2, Ⅵ群3.1±0.3で，ADLは有意ではなく，TSH値とは無関係と思われた。むしろ，T_3の低いⅤ群でⅠ群に比して明らかに低く，ADLと甲状腺機能との関連性が目立った（図12-2）。

　甲状腺と脳下垂体がともに，正常に作動しているのは第Ⅱ群で，百寿者で24人38.8％を占めた。Ⅴ群が最も多く34人47.9％を占めた。Ⅴ群のようにT_3が低く，TSHが正常な例は，甲状腺機能が低下しているが，フィードバック機構が十分作動していない群である。しかし，フィードバック機構が弱いか，反応遅延なのかは不明であるが，followupすればTSHが上がる可能性が考えられる。その中でも，特にTSHが高い$10\mu U/m\ell$の間に入る軽度上昇は7人で，それらのうち，T_3が低く，甲状腺機能が低下していたのは3人42.9％であった。ところで，TSHの$3.5\mu U$をカットラインにとると，Ⅰ，Ⅳ群を合わせた11人が下垂体機能亢進者である。その中のⅣ群5人45％が甲状腺機能低下であった。甲状腺ホルモンが十分なのに，下垂体機能が亢進しているⅠ群は，甲状腺機能がやがて低下してくる準備状態である可能性がある。したがって，Sawinが主張しているように，超高齢では，TSHが甲状腺機能の今後を予測する意味で有用に思われた。

　甲状腺機能が正常で，脳下垂体ホルモンの低下したⅢ群は1例もなかった。甲状腺，脳下垂体ともに，機能低下した者はⅣ群に相当し，ホルモン系の枯渇が想定される。この群は2人であった。そのうち1人は1年後に死亡したが，調査時点ではADLが比較的保存されていた。これが全身的疲弊状態，すなわち死の切迫を表しているとは考え難かったが，2例なので偶然性の域を出ていない。

　Ⅱ，Ⅴ群間にADLの有意差があり，甲状腺機能が身体，認知活動に明らかに影響していることがわかる。一方，Ⅰ，Ⅱ群間，Ⅳ，

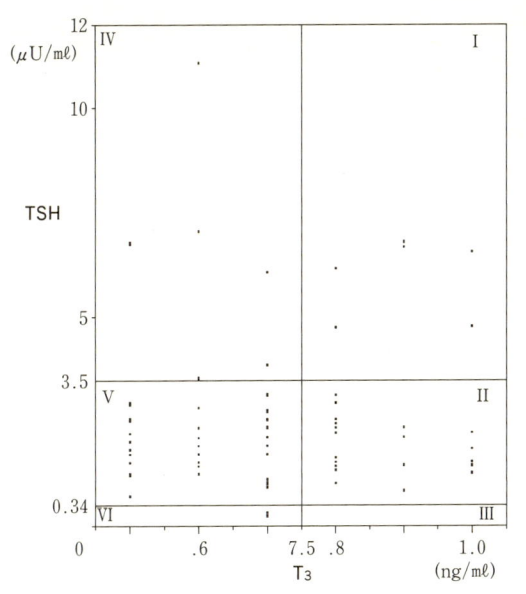

図12-1 T_3とTSHによる百寿者の6分割群

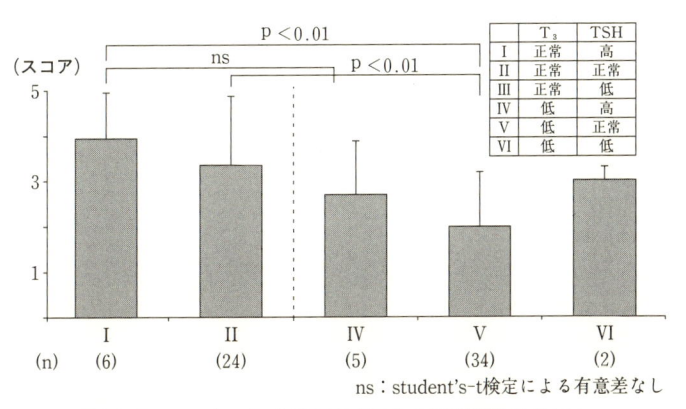

	T_3	TSH
I	正常	高
II	正常	正常
III	正常	低
IV	低	高
V	低	正常
VI	低	低

ns:student's-t検定による有意差なし

図12-2 TSHとT_3による百寿者の6分割群別身体的ADL

V，VI群間でADLに明らかな差がみられず，下垂体機能とADLの関連性はないと思われた。したがって，甲状腺には老化の影響が考えられるが，甲状腺下垂体系ホルモンのみでは生理的老化の指標にはなり得ないと思われた。

第6節　体内時計の短針

加齢に伴う自然老化は成長による成熟とともに，プログラムされた生涯（ライフスパン）の一過程にすぎない。早期成熟や成熟遅延と同様に，早期老化や老化遅延もライフコースの一経過が早く進んだか遅れたかを示す。このライフコースの進行を司っているのは体内時計である。その駆動モーター（ジェネレーター）は，脳の中心部の深い所にある視床付近に存在し，その針をコントロールしているのが視床下部と考えられる。

その中には，年や季節をコントロールし，きわめてゆっくり回る超短針と，昼夜や時間をコントロールしている短針，また分単位の活動を調節する長針があると考えると理解しやすい。そうすると瞬間的コントロールは秒針となる。短針は時間単位の変化であるから，日照や月の干満と関係して，サーカディアンリズム（日内リズム）を作っていることになる。1日のうちでも，昼間は自律神経の中の交感神経，夜間は副交感神経の優位性が保たれる。夜と昼が移行する早朝の，交感神経と副交感神経の移行期はレム睡眠期と呼ばれ，睡眠中なのに眼球が動いたり，夢をみたり，脳波の波形の変動があったり，血圧の変動や脈拍の変化が起きる。この時に異型狭心症や脳卒中が起きやすい。また，急激なストレスやショックへの対応は，交感神経を介する秒針による即時反応で，交感神経末梢や副腎より分泌されるアドレナリン系ホルモンの影響を受ける。

視床下部は視神経本幹の直下にあるので視床下部と呼ばれ，自律神経の中枢が存在する。同部は脳の底にあたる脳底部にあり，脳幹部のさらに中心を成している。脳幹部は，脳の中でも生命の営みを

コントロールしている大脳辺縁系と呼ばれ,人間の進化の段階で古いことから,旧世代の脳といわれる。大脳辺縁系に対して,思考や意識的行動などの高度な人間的活動を司る大脳や小脳は,進化の段階で新世代に発達した部分で新皮質と呼ばれている。

視床下部は,新皮質である大脳・小脳の上位中枢からのインパルス刺激を受けるとともに,脳下垂体に指令を送る。脳下垂体は脳の下につり下がっていて,1 cm^3にも満たないごく小さな臓器であるが,ホルモン中枢として重要な役割を持っている。脳下垂体前葉 (前半部) からは FSH, LH, TSH, HGH (成長ホルモン), PRL (プロラクチン), ACTH (副腎刺激ホルモン) が分泌される。それらのうち,ACTH, TSH, HGH, PRL は一生を通してほぼ一定にコントロールされている。これらのホルモン系は,体内時計の短針のコントロールに関係し,特に,もう一つのホルモン中枢である副腎と綿密に連絡して,脳下垂体－副腎系を構成し,生命維持に必須な役割を担っている。副腎の外側部分である,皮質の中の球状層から分泌されるアルドステロンと,束状層から分泌されるコルチゾールを活用することで,身体内部の温度や酸アルカリの度合い (PH),ミネラル濃度や体液の内部圧力などの内部環境,つまりホメオスターシスの恒常性が保たれる。したがって,高齢期まで健康を維持し続けるためには,このホルモン系の活性が大きく変動することなく,最後まで有効に維持されていることが必要不可欠である。

生命維持のための上記ホルモンに比し,種族維持のための生殖ホルモン系は加齢・老化の影響を受け,生涯を通じて特殊な変動を示す。したがって,井林は性ホルモン系は老化とともに進行するので,より正確な老化現象を表し,老化指標として最適と述べている。

第7節　フィードバックもできなくなると

成長ホルモン (HGH) とプロラクチン (PRL) は視床下部で産生され,直接に端末臓器である筋肉や骨,唾液腺や乳腺などの分泌腺

に対して作用する。しかし、同じく脳下垂体前葉でつくられるACTH, FSH, LH, TSHは、それぞれ上位臓器の刺激ホルモンとして指令を末梢臓器に送り、副腎、性腺、甲状腺などからコルチゾール（副腎）やテストステロン（睾丸）、エストラジオール（卵巣）、サイロキシン（甲状腺）などの末梢臓器ホルモンの分泌を命ずる。一方、それらの末梢ホルモンの血中濃度により、脳下垂体が逆にコントロールを受けている。これをフィードバック機能という。末梢ホルモンが少ないと脳下垂体は刺激され、中枢性ホルモンを大量に出す。逆に、末梢ホルモンが高いと逆に中枢はおさえられるので、これをネガティブフィードバックと呼んでいる。

しかしながら井林が述べているように、高齢者でも脳下垂体の黄体化ホルモンの分泌をコントロールするホルモンであるLH-RH (releasing Hormon) を人工的に投与すれば、当然黄体化ホルモン (LH) の分泌が高まるはずであるが、LH分泌が影響を受けないことがわかっている。これは、超高齢者では末梢ホルモンの減少という刺激があっても、脳下垂体は簡単に影響を受けないことを示している。すなわち、脳下垂体の独立性は高齢でもまだ十分あると考えられる。

第8節　性腺刺激ホルモンが高い元気百寿者

女性百寿者は、すでに卵巣の卵胞機能が停止していると考えられるので、エストラジオールの低値は当然であろう。しかし、いわゆる元気百寿者は、フィードバック機能は正常に作動していると思われるので、末梢の性ホルモンが欠落していることによるネガティブフィードバックによって、脳下垂体が刺激を受けてFSHやLHが分泌され、むしろ高値になっている。我々の調査では極端に高値ではなかったが、百寿者の平均値は70歳老人より明らかに高かった。しかし、井林らの発表では、閉経後はFSHもLHも成人の3倍程度まで明らかに増加し、80歳以後90歳代までは40〜50歳レベルまで

低下する。その後，上昇に転じ，百寿者で70歳レベルに戻っている。

しかし，牧らの発表と同じく，我々も百寿者では概してホルモン値のバラツキが大いことを認めた。不元気百寿者ではFSH，LHが低下している者が多いであろうが，元気百寿者のみを調べた調査では，バラツキを示しただけではなく，彼らはみかけ上元気であっても，下垂体のフィードバック機能が十分作動している者と，その機能も作動しないほど老化した者も含まれている可能性があるからであろう。これはフィードバック機構から切り放されたグループである。このグループには，確かに高度疲弊者も含まれている。しかし，身体的疲弊者が必ずしも性的疲弊者ではなかろうが，両者がある程度平行するのも事実である。

男性高齢者では，井林はFSH，LHはともに70歳代でも同じく明らかに増加しているが，80歳以後低下がみられ，百寿者男性では平衡状態を維持していると発表している。しかし，我々の調査では，百寿者男性のFSH，LHは女性より低いものの，70歳代男性より明らかに高いレベルで，百寿者女性と同様，バラツキがみられた。したがって，百寿者男性でも女性と同様な現象が考えられ，特に元気百寿者に限定すれば，平均して高値であることが理解できる。

第9節　プラトニック・ラブの百寿者

加藤らは老年男子（60～88歳）の234例の縦断研究で，LHとT（テストステロン）を基準に，老年者を4群に分けて検討している。低LH高T（Ⅰ群），高LH高T（Ⅱ群），高LH低T（Ⅲ群），低LH低T（Ⅳ群）で，Ⅰ～Ⅳ群の順で，機能的にみて老化度が進行して死亡に至ると述べている。つまり，加齢とともに高Tから低Tへ移行するが，それに伴って脳下垂体へのフィードバック機能が高揚し，若年型のⅠ・Ⅱ群からⅢ群に至る。この時点では性腺の機能が低下していても，脳下垂体のフィードバック機能はまだ残存している。したがって，精神的な性機能の亢進があり，直接的性行為は

なくても性的衝動はあって、プラトニック・ラブが亢進している状態にあると想像できる。前期百寿者が、時々インポテンツを訴えることがあるが、この時期の人達であろう。さらに進行したIV群は脳下垂体機能すら疲弊した群、すなわち枯れはてた群と考えられるので、当然の帰結と思われる。

このような分類はFSHを用いても可能であるが、LHがよりクリアカットに状況を表している。また、女性でもLHとエストラジオールを用いて同様な分類が可能と考えられる。そこで加藤の分類法に準じて、沖縄百寿者の4分割を行った（図12-3,4）。

「あなたは何歳までセックスができましたか？」百寿者とのお付き合いが長くなり、親密になるとこのような質問ができるようになる。しかし、女性百寿者にはなかなか切り出せない質問である。彼らは直接的性行為は80歳がおおよその限度と答えている。「もし目の前に美人が現れて、精神的に興奮した場合は百歳でもセックスができるでしょうか？」ある男性百寿者は、恥じらうようにうまく答えをかわしてしまった。

第10節　過酸化とアンドロジェン

デヒドロエピアンドロステロン（DHEA）は、睾丸と副腎皮質の網様層からも産生される性ホルモン（アンドロジェン）である。百寿者男性0.76ng/mℓ、女性0.62ng/mℓで、ともに似かよった値であるが、70歳老人に比較して、百寿者では男女ともに低下していた。

井林は、DHEAsulfateは副腎のみに由来するものであるが、睾丸・副腎両方のアンドロジェンを含むFree DHEAでも同じ動向を示していて、アンドロステンジオンとともに、老化の指標として最も有用と述べている。

体内の臓器では、主にコレステロールは、脂肪酸と結合してコレステロールエステルとして存在する。マウスから摘出した副腎のコレステロールエステルの脂肪酸構成分析を行った研究によると、副

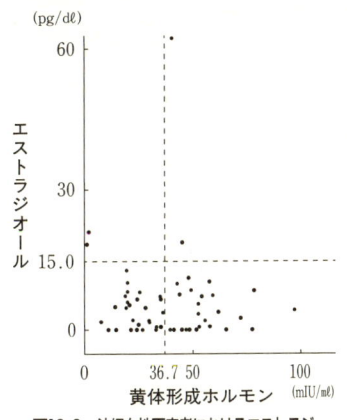

図12-3 沖縄女性百寿者におけるエストラジオールと黄体形成ホルモンの相関

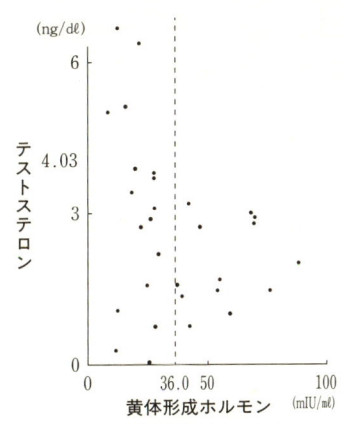

図12-4 沖縄男性百寿者におけるテストステロンと黄体形成ホルモンの相関

腎の網様層には，リポフスチンの加齢による増加を認めている。このリポフスチンは，過酸化脂質の重合した物質と考えられている。この過酸化脂質はリノール酸，リノレイン酸，アラキドン酸などのω6系多価不飽和脂肪酸が基質と考えられている。本橋らによると，人およびラットの副腎の脂肪酸構成をみると，ω6多価不飽和脂肪酸が50％も含まれているといわれ，それらが基質となってラジカル酸素，分子状酸素がとり込まれて過酸化脂質が合成される。それがマウスで，副腎におけるチオフスチンの増加として証明されている。副腎皮質における，ステロイドホルモンの生合成の際にマイクロゾームの17, 20lyase活性に，分子状酸素が供給される。それらの酵素活性の低下が副腎アンドロジェン産生の低下をもたらす，つまり副腎皮質の過酸化が17, 20lyaseの活性低下と共通項と考えられる点，大変興味がある。

第11節　性的老化と身体的老化は並行しない

男性，女性ともに，元気百寿者はホルモン産生に対する末梢臓器

機能は低下しても，中枢の性線刺激能力が残存していると考えられる。そこで第12章9節で述べたように，加藤らの考えに沿って末梢性ホルモン，中枢の性腺刺激ホルモンを基準として，百寿者を性的老化の進行指標により4群に分割した。女性はエストラジオールとLH，男性はテストステロンとLHを用いて示した（図12-3，図12-4）。分割点として，LHの場合は百寿群男女のそれぞれの平均値，エストラジオールは閉経後の女性のレベルとして15.0pg/dℓ，テストステロンは一般男性値の牟田の発表による403ng/mℓを用いた。それぞれの4分割群について，井上法によるADLの平均値に関しての有意差検定を行ったが，認められず，性的老化とADLとは必ずしも並行しないと思われた。

なお，FSHとLHとテストステロンの分泌に関して，在宅・施設百寿群間で比較したが，有意差は認められなかった。高ADL群と低ADL群間についても検討したが有意差はなかった。また，高BMI群と低BMI群についても行ったが，同じく有意差はなかった。さらに高過酸化脂質と低過酸化脂質間でも比較検討したが，この場合も有意な差は認められなかった。この結果，性ホルモン分泌は長寿に大きく関わっているといえるが，身体・精神的状況に作用されることは少なく，遺伝的素因によって規定されている可能性も否定できない。

第12節　視床下部や脳下垂体を抑えるドーパミンと性ホルモン

成長ホルモン（HGH）は，高齢者では男女ともに若年の3倍程度まで上昇し，百寿まで維持されると発表されている。牧らのデータによると，男女ともに3～4 ng/mℓ，PRLは7～10ng/mℓで，両ホルモンともに，百寿者では年齢差および性差が認められていない。

牟田らは，視床下部から脳下垂体に至る，ドーパミンで作動する神経細胞の伝導路（ニューロン）と，視床下部から脳下垂体にむけ

て分泌されるホルモンの関与に注目している。老年では，ドーパミンの基礎値が若年の3倍程度まで上昇し，9.6ng/mlを記録した。また，ドーパミン投与によって成長ホルモンが上昇し，性ホルモンであるLHが低下することが明らかであるが，特にテストステロンの低い老人群ではこの傾向が一層著明である。したがって，ドーパミンが脳下垂体の性腺刺激ホルモン産生に抑制的に働いていると考えられる。テストステロンそのものがその作用をさらに助長し，脳下垂体性腺刺激ホルモンを一層抑制していると思われる。これはエストラジオールによるドーパミンの作用発揮でも同様な報告がされている。

第13章
wellness

第1節　不老長寿の鍵

　人間は，父親からの精子と母親からの卵子が合体してできた，ただ1個の受精卵から始まる。受精卵は母胎内で分裂して細胞塊となり，それぞれの組織を形成し，役割を分担するようになって主要臓器が作られ，母胎の中で嬰児が形作られる。出生時，胎児は4兆個の細胞から構成される。成長・成熟して成人になると，人体を構成する細胞は60兆個にも達する。一方，成熟のピークを迎えた10代後半からすでに細胞減少，つまり老化が始まる。青年期，成年期，老年期と，年をとればとるほど，主要臓器の機能を果たしうる実質細胞は，脳も肝臓も腎臓もすべて減少の一途にある。したがって，臓器は萎縮して小さくなる。たとえば，1,500gの肝臓は800gに縮まる。しかし，臓器の中で心臓と前立腺は萎縮しないが，それらは全体としては大きくても，本来の活動をする実質細胞は減少している。つまり，すべての臓器の機能する細胞が減少することになる。それらがあるレベルを越えれば，身体の内部環境の恒常性であるホメオスターシスの維持ができなくなり，死が訪れる。このような自然の死に方は，まさに蠟燭の火が消える如くである。

　これは，天から授かった1個の細胞プログラムの持つ遺伝子によって決められる。その寿命は，天から授かったのであるから天寿で

ある。しかし，天寿を全うするのはごくわずかで，人々の多くは老化に伴っておきる病的変化によって，重要な細胞を大量に失って死亡する。その多くは病的老化で，いずれも生活環境の中から生まれる。そうすると，多くの人はどうみても自然に消滅したとはいいがたい。ところで，その種族の中で最も長生きした最高寿命は，自然老化に限りなく近いものであろうから，まさに天寿と考えてよかろう。

人は地球上に生活している限り，周囲の環境から各種の侵入者よって障害を受け，身体の各所の細胞が活動を休止したり不要になったり，傷ついたりする。インベーダーには微生物もあるし，また物理的現象や無形の侵襲，ストレスもある。これらによって適応できなくなったときに，病気が発症する。その際に，インベーダーは処理・排除されねばならない。それらは自分の身体にそぐわないもの，つまり非自己として自己の免疫活動によって認識され処理される。処理能力の低下あるいは処理能力を超えて破壊が進むと，未処理細胞が増えて個体全体のホメオスターシスが失われる。

必要な体細胞は処理・排除された場合は，再生されねばならない。ところが，ガンは寿命のプログラムを持たない細胞，つまり短針のない時計と考えられる。したがって，際限なく成長するので，実質細胞を食い荒らしても成長する。ガン細胞は，人工的に殺傷しない限り不老長寿なのである。つまり，ガン細胞が人間の夢，不老長寿の鍵である体内時計の鍵を握っている。ガン細胞は天寿を全うするまで自然本意に生き続ける。

第2節　高い wellness を求めて

20年前，私が最初に沖縄の地域医療を手掛けるにあたって，沖縄には元気でかくしゃくとした百寿者がたくさんおられることに気づいた。そこで，かくしゃく百寿者の秘訣を解明しようと思って，健康百寿についての研究を始めた。それから7年，8年経った頃であ

図13-1 人間の平均寿命の推移

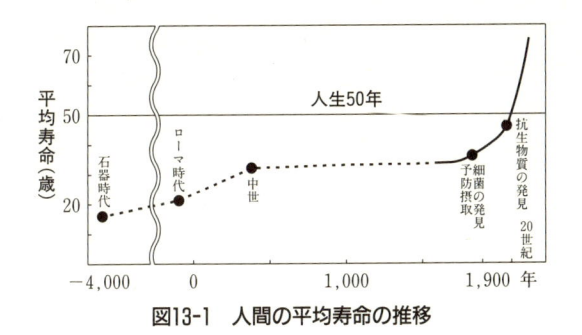

った。「沖縄タイムス」から沖縄の百寿者について，長編原稿の依頼があった。最初は10回か20回のつもりであったが，書くほどに長くなり，2年半にわたり，とうとう105回となった。それが新潮社で発行された『百歳の科学』である。

近年，人間の寿命が急速に延びた（図13-1）。昭和22年に平均寿命が50歳になり，あっという間に今日の人生80年を迎えた。つまり，40年間に寿命が30歳延びたことになる。人間は50歳まで生きられることになったので，働くことができるのは50歳までと考え，日本郵船が真っ先に50歳定年制を決めた。当時としてはこれは合理的であった。人生80年時代を迎えた今日，定年後の人生が30年以上にもなったので，2回目の人生をどのように過ごすかが問題になり，定年延長やら再就職の問題が起きてきた。

昭和50年当時，沖縄に百歳老人が20人いた。彼らはかくしゃくとして元気であった。老人ホーム入所者はわずかに4人であった。ところが，平成8年6月27日現在，369人もの百歳老人がいるが，その52.9％は施設入所者である。たった20年間に，百歳老人の人口は約20倍となった。日本本土でも同様で，1998年には百寿者が8,000人台になった。1999年にははやくも1万人を超え，1999年9月現在11,346人と発表された。しかし，その大半が痴呆か寝たきりである。百歳のお年寄りの面倒をみている息子は70〜80歳，孫が50〜60歳である。したがって，家の中におじぃ，おばぁがたくさんいることに

なる。しかも老人ホームはどこも満杯である。

百寿者のADLの変遷については，**第5章第9節**で述べた。それでもわかるように，今日，寝たきりや痴呆でも十分なケアーをすることで長生きが得られるようになった。今日，ADLの低い老人が非常に多くなったので，介護をどうするかが問題になっている。それでも，沖縄にはかくしゃく百寿者もたくさんいる。人が長生きであるからには，人生の理想モデルである成功長寿でなければならない。1997年は，沖縄が戦後50周年にあたり，県知事が先頭になって沖縄の世界一長寿宣言をした。コンベンションセンターでの2日間にわたる式典やシンポジウムなどの企画を，私が仰せつかった。WHO総長をはじめ，多数の有名な長寿研究者を世界中から招請した。このイベントは，沖縄歴史上，世紀の祭典であった。

琉球大学地域医療研究センターと，深い交流関係にあるカナダのトロント大学からジェンキンス教授を招いた。カナダの最高齢者は107歳の親〇徳〇さんで，彼は沖縄の名護出身である。ジェンキンス教授が沖縄に興味をもったのはこのことからであった。ところでカナダの百科事典をみると，沖縄のキーワードは「長寿」となっていた。このことでも，沖縄の長寿が世界に知れわたっていることが理解できる。

今，オンタリオ州ニピゴンに行くと，徳〇おじいちゃんが湖や川で魚を釣っているのを毎日みかける。奥さんが一緒にいることもある。新聞記者が取材に行った。"It is because of her, he is still healthy" と笑〇おばあちゃんが笑顔を振りまく。これは "私が生かしておるのよ" と翻訳でき，非常に意味深長な言葉である。彼らは今でも沖縄の伝統的な食べ物を食べている。中でも，特に気がつくのは自家製の沖縄豆腐である。料理の食材は，低脂肪で肉食が少なく，非常にシンプルな食事，いわゆる粗食である。

写真13-1はおばあちゃんが作るお料理の1つである。沖縄のゴーヤーチャンプルーに似ている。しかし，カナダではゴーヤー（苦瓜）がないのでズッキーニを使う。カナダの田舎では，豆腐が手に

写真13-1

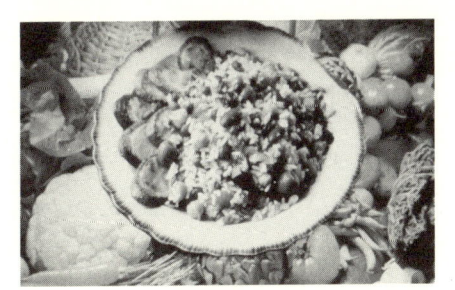

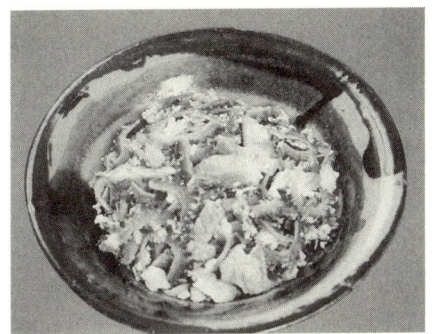

写真13-2

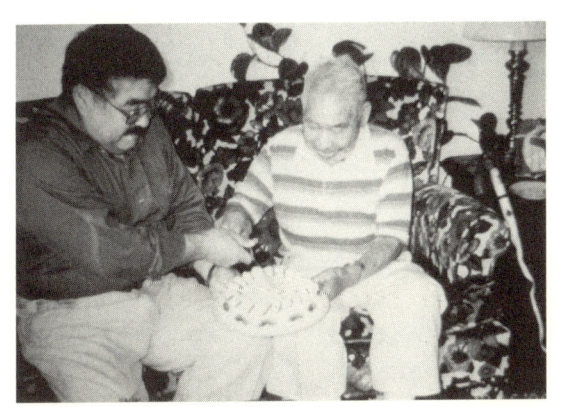

写真13-3

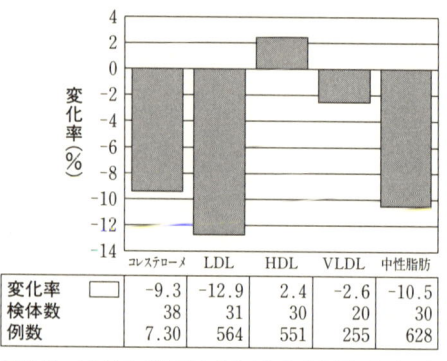

	コレステロール	LDL	HDL	VLDL	中性脂肪
変化率	-9.3	-12.9	2.4	-2.6	-10.5
検体数	38	31	30	20	30
例数	7.30	564	551	255	628

図13-2 大豆タンパク質を中心とした食生活における血中の脂質とリポタンパク質の含有率の変化

(D.J.A.Jenkinsによる,「長寿のあしあと」, 1995から引用)

入りにくいので代わりに豆を使う。写真13-2は沖縄のゴーヤーチャンプルーである。ゴーヤーは苦い。その苦みの中には, サポニンという物質がたくさん含まれ, これは繊維分であるから, 便通に良いだけではなく, コレステロールを下げる作用を持っている。また, 苦い味が食欲増進作用を持ち, さらにゴーヤーはビタミンが豊富である。また, 沖縄の豆腐は絹ごし豆腐と違って, 苦り汁の代わりに海水を用いた硬い豆腐で, 絹ごしによって失われてしまう必須アミノ酸の一つであるメチオニンが十分に含まれている。これは肝臓などの働きをよくする非常に大切な物質である。したがって, ゴーヤーチャンプルーは非常に栄養価の高い料理であり, しかも簡単に作れるので, まさにシンプルな長寿食ということができる。これは誰かが特別に考えたわけではなく, 生活の知恵から生まれてきたものである。長寿の秘訣の一つは, 伝統的食事を捨てないということであろう。そこに「私が生かしておるのよ」の響きを感ずる。

大豆食品には, 豆腐以外に納豆やお味噌など多種類がある。これらの発酵食品には抗酸化作用も付加され, 抗ガン・抗動脈硬化作用もある。ジェンキンス教授のカナダにおける調査によると, 大豆食によって悪玉コレステロールが13％低下し, 善玉コレステロールが

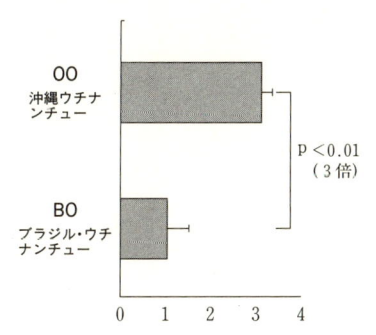

図13-3 血中ドコサヘキサエン酸(DHA)(%)
(ポール森口による,「長寿のあしあと」,1995から引用)

3％上昇し，中性脂肪が10％も低下することがわかっている。これは，豆腐に含まれる各種のアミノ酸，アイソフラボンなどの繊維成分の他，多種類の物質が作用する（図13-2）。**第9章14節**に，沖縄百寿者の血中アミノ酸値の比較データから，プロリン値が特に高いことを示した。プロリンは，肝臓や血管などの重要臓器を構成している膠原繊維の大切な組成成分である。

ところで徳○さんの長男は，徳○おじいに比べて太っている（**写真13-3**）。彼は一般的なカナダ人の体格と同じである。生活，特に食事がすっかり欧米化したからであろう。心臓が悪いそうである。

沖縄の長寿宣言の時，ブラジルのポール・森口教授をお迎えした。彼は，カンポ・グランデにあるド・スール大学公衆衛生学の教授である。カンポ・グランデには，なんと1～3世にわたるウチナンチュー（沖縄県人）が現在10万人も住んでいる。沖縄の人口が130万であるから，沖縄県人口の13分の1にあたる。彼は沖縄ウチナンチューとブラジル・ウチナンチューを比較研究した結果を発表された。それによると，ブラジル・ウチナンチューは，沖縄ウチナンチューよりも平均して17年早く死亡する結果が得られた。ウチナンチューは長寿の素質を持っているのに，ブラジルに行ったらどうして早く死ぬのであろうか？　この事実は，長寿は遺伝もさることながら，

理想的な生活スタイルによって決まることを証明している。ブラジルでは，朝から晩まで肉食で，朝から3切れものステーキを食べる。ブラジル，沖縄ウチナンチューを比べると，コレステロールのレベルが全然違うことがわかる。血中脂質の中で，特筆すべきものとしてDHA（ドコサヘキサエン酸）やFPA（エイコサペンタエンサン）がある。血中のドコサヘキサエン酸（DHA）値の比較をみても，沖縄ウチナンチューの平均値はブラジル・ウチナンチューより明らかに高値である（図13-3）。

コレステロールの中でも，悪玉コレステロール（LDLコレステロール）が悪いのはわかっている。中でも，特に過剰な酸素がくっついた過酸化脂質が最も悪い。悪玉コレステロールがさらに過酸化状態になっている過酸化LDLコレステロールが，血管の老化を惹起し進行させるが，場合によっては発ガン作用をも発揮する。過酸化悪玉コレステロールの検査も，これからは普及すると思われる。それが低い状態であれば，やはり元気で長生きが得られるのではなかろうか。この過酸化脂質を多く含む食品は何かを調べてみた。オムレツ，カレーライス，サンドイッチ，焼きそば，スパゲッティ，目玉焼き，ハンバーグ，ハムサンド，餃子，トースト，クリームスープなどである。ハンバーグは最近，安くなっていて，安いなりに朝から晩まで同じ油を使って作る。そうすると過剰な酸素がどんどんと食品に入っていく。それらの頭文字をとって，「オカアサンヤスメ，ハハキトク」は五島雄一郎名誉教授のよく用いられる標語である。

沖縄は世界でも，日本の中でも最も長生き地域といわれてきたが，去年は沖縄県の女性がかろうじて1位を保っているが，男性の平均寿命は残念ながら4位に落ちた。なぜであろうか？ その大きな理由は，50歳以下の死亡率が高くなっていることである。頑張り屋の沖縄高齢者の時代が過ぎると，21世紀には沖縄県の平均寿命は下から何番目かになってしまいかねない。昔は長寿の島だったということにならないように，若者が気を引き締めるべきである。

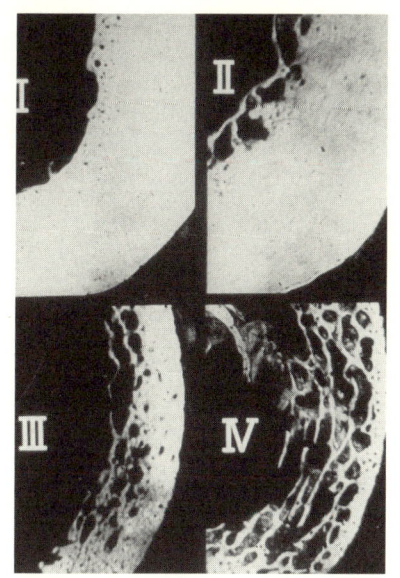

写真13-4 (折茂肇による,「長寿のあしあと」, 1995から引用)

　現在の沖縄の長寿を支えている大きな背景には,塩分摂取が少ないことが挙げられる。日本の平均食塩摂取量が12.5g,沖縄は10.3gである。塩分が少ないと高血圧,脳卒中が少なくなる。事実,沖縄の脳卒中死亡は本土の半分,心臓病は3分の2である。また,胃ガンが少なく,代わりに肺ガンが多い。その原因は喫煙である。

　第9章2節に示したように,百寿者の栄養摂取量調査によると,百歳のオジー,オバーはそれぞれ1,407kcal,1,096kcalで粗食である。"One who eats plain food is strong healthy" はことわざ「アラムン,ジュウグーヤ,ドゥー,ガンジュー」の英語訳であるが,日本語にすると,「粗食が好きな人は体が丈夫である」となる。

　正常と骨粗鬆症の骨の断面を比べて示した(**写真13-4**)。骨の太さの問題ではない。外側はしっかりしていても中がスカスカの状態で,この状態では簡単なことでも折れてしまう。これが寝たきりの

大きな原因である。骨粗鬆症は特におばぁに多く、中には朝起きた時、大腿骨が自然に骨折していたという例もある。骨を丈夫にするためにはどうしたらよいのであろうか？ 70〜80歳になってからでは骨を丈夫にするのは難しい。カルシウムを1日1,000mg摂るようにいわれているが、たとえ1,000mg摂っても、運動をしないでいるとカルシウムは尿に出るか、血管などに沈着してかえって動脈硬化を助長することになる。骨に重量を加えて、はじめて骨の中の梁の部分にカルシウムが沈着する。骨が丈夫になるのは実に35歳までで、35歳過ぎてから一生懸命運動しても、カルシウムを摂ってもあまり効果はない。もっとも大事な時期は10〜20歳である。

　沖縄の伝統的食事の中で、料理の仕方も大切である。昔は、足テビチを作る時は8時間も10時間もかかり、料理を始めて1時間ごとにお玉で脂をすくって捨てた。できた白いものはカゼインとゼラチンであった。今では、食材をオーブンに入れて1時間ぐらいで簡単にできる。みたところ、昔の足テビチと現在の足テビチとは、形は同じでも中身は全然違う。伝統的食事が、どのように調理されていたかが重要である。

　親○さん夫婦は17歳で沖縄からカナダに移住し、戦争をくぐり抜けた一生は苦労の連続であった。その苦労を彼はどのように克服したのであろうか？ 年をとってもアクティブな生活をすることが大切である。過去の過酷な生活を嘆くのみではストレスになるだけで進歩がない。建設的に物を考えていくことが必要である。ストレスは確かに病気を起こす原因になり、老化を促進する。しかし、この世の中に住んでいる限り、ストレスを避けることはできないし、ストレスがなくなればボケてしまう。ストレスには身体・精神的なものの他、情動ストレスなど多種類がある。いずれのストレスを浴びても、人体はそれに対抗するために自律神経、ホルモン系、免疫系を総動員して対応する。交感神経刺激を受けて、アドレナリンレセプターを持つ白血球の半分以上を占める顆粒球が急増する。ストレス対応戦で体当たりをして自爆し、戦死した顆粒球からは大量のフ

リーラジカルや活性酵素が放出される。それらによって組織の実質細胞が障害される。したがって，ストレスをいかに解消するかということが大事である。沖縄の伝統文化の中には，副交感神経を賦活してストレスをうまく解消し，リラクゼーションをすすめる要素がたくさんあると思われる。

その根本にユイマールの精神がある。私はそれが長生きのコツだと考えたので，キーワードとしてユイマールを挙げた。ユイマールは，決して門中や地縁の人々，また同じ生まれの島の人だけではなく，学校の同窓会や趣味の会，いろいろなサークル活動などを通して親睦を図り，必要に応じて助け合うことである。この中からユイマールの精神が生まれ，長生きの1つのコツとして生きがいが出てくるのではないかと思われる。

健康長寿のホスト側の大きな要件には，生きがいがあげられる。生きがいの典型例は渡○喜さんである。彼が100歳の時，居宅を訪問した際，私たちグループの看護婦にプロポーズしたのである。これは，アメリカの新聞の記事にもなった。さらに『ナショナル・ジェオグラフィック』という世界一有名な週刊誌にも紹介された。彼は，我々の1，2年後の訪問を心待ちにしていた。ほのぼのとした感情がいつも彼の心を占めていたのであろう。看護婦も，おじいちゃんを元気な，日本1位の113歳にしたことに対して誇りを持っているように思えた。それがまた，彼女の生きがいの1つであったであろう。大事なのは，交感神経と副交感神経のバランスである。強烈な刺激は対応限界を逸脱するが，副交感神経優位の時の生きがいは，順応性の神経回路にほどよい振動を与えるものである。

また安○屋さんは，元気で現役で活躍していた。ある日，家族が気がついた時には，旅だって行った後であった。まさに蠟燭の火が消えるように。彼の「人となり」も立派であるが，年のとり方も，死に方も素晴らしかった。Well-being と well-aging と well-dying の3つの要素を合わせて"Wellness"という (図13-4)。Wellnessというのは，辞書を引くと「健康であること」とある。Wellness

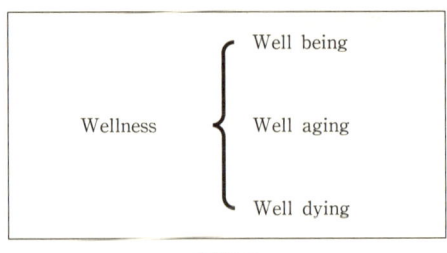

```
┌─────────────────────────────────────┐
│                    ⎧  Well being    │
│                    ⎪                │
│      Wellness      ⎨  Well aging    │
│                    ⎪                │
│                    ⎩  Well dying    │
└─────────────────────────────────────┘
```
図13-4

とは，身体的，精神的，社会的に健康であること。つまり立派な人間であることという意味である。特にうまく年をとり，うまく死ぬことが重要である。「高い wellness を求めて」，人生を送りたいものである。

第3節　ククルデーイチ（心こそ第一）

　人間の死に方には心臓死，脳死の他に社会死がある。人間はその三段階を経て死ぬ。その中の社会死は，どういう解釈をしたらよいのであろうか？　人間の身体がなくなってもマブイ（霊）が残っている。マブイはどこにいるのであろうか？　沖縄では家の近くに大きなお墓がある。マブイがそこに住んでいるから雨が降っても濡れないように，屋根が必要だという。そこでは，マブイは家族と一緒に住んでいるはずで，ご先祖様のために別宅が必要である。マブイはユタの扱う世界であるが，奇妙と思われようが，高校生に対するアンケートでもわかるように，最新知識を詰め込んだ現代の高校生の大半が，ユタは必要だと答えている。なぜであろうか？

　これを現代的に考えてみたいと思う。家族でも，友人でも，その死に直面し，訃報を受けたとしても，その人の「人となり」を思いめぐらし，さまざまな感情や思いが人々の頭をよぎる。これは一種の「ウムイ」である。「ウムイ」の大きさ，程度は，その人との関係によってまちまちである。沖縄のウムイは，本土でいう「思い」

表13-1 健康自助（ライフスタイル）の10項目

1. 運動
2. カルシウムの摂取
3. 転倒の予防
4. 腹八分目
5. 低食塩・高タンパク・低脂肪・高繊維食
6. 禁煙
7. 友達をたくさん持つ
8. リラクゼーション（ストレスの解消）
9. Volition
10. 好奇心と創造

とは少々違う。ウムイをマブイとすると，それは生きている人の体の中，頭の中にまだ存在しているわけである。沖縄では33年かかってマブイは祖霊になって，グソウ（後生）におさまるといわれている。実際，33年経つとウムイを携えている心（チム）すら失われていく。その時に，人の社会死が訪れると考えるなら合理的であり，現代思考に合致する。

ところが，心臓も脳も動いているうちに社会死が先にくる人もいる。つまり，心臓が動いているうちに早くも世の中から忘れ去られてしまった人である。心臓死，脳死，社会死がどういう順序でくるかは，その人がどういう人生を辿ったかによって決まってくるのではなかろうか。社会死が早く来ないようにするためには，どうしたらよいのであろうか？　これは，その人のライフスタイルにかかわることである。自分のライフスタイルは自分で決めるべきで，それを自助とライフスタイルのコントロールという。ライフスタイルのコントロールは医者から言われたり，周囲の人から指図されたりするものではなく，自分で決めることである。ライフスタイルには，身体的，運動習慣，理想的栄養摂取（腹八分目，低塩，高タンパク，低脂肪，高繊維，高カルシウム），禁煙，友達作り，リラクゼーション，volition（やる気）など，各種のものがあって一貫した基本理念のもとに，いろいろな項目が含まれている。その中に，人の生き方や死に方をも左右する大事な項目も含まれている。これらは誰か

が教えるのではなく，全部自分自身で決めることである（表13-1）。

その中で最も大切なことは volition（やる気）である。人に volition を起こさせるには，インセンティブが必要である。インセンティブには適当な日本語訳がなく，ここでは「やる気を鼓舞する刺激」と訳しておこう。つまり，人生は他力ではなく自力であって，他人が決めるのではなく，自分で決める，すなわち自助である。周囲の人々のアドバイスは，その人にインセンティブを与えて「その気」を起こすようにしむけることであるが，結局は自分で決めることになる。たとえば，タバコを吸う人がいるとする。やめる気になったらやめられるけれど，やめる気がなかったら誰が言ってもやめない。最も愛する人が喘息になったとする。それはその人にとって，大きなインセンティブである。また，不幸にも脳卒中で半身不随になったとする。その際，病気から治ろうとする気がその人の予後を左右する。苦労してリハビリするより，寝ているほうが楽だと考えている人は，寝たきりや痴呆で一生を終わる。要するに，立ち直れるかどうかは，まさに「やる気」があるかどうかによって人生が決まる。

沖縄では長生きのことをチョーミーという。文字で表せば長命であろう。しかし，長寿と長命は違う。長寿に相当する沖縄の言葉はないが，チョーミーには両方の意味が含まれている。長命にはいろいろな種類と程度がある。かくしゃくとした活発なサクセスフルな長生きの人もいれば，寝たきりや痴呆のチョーミーの人もいる。後者は少なくとも長寿ではないと思われる。長寿は「寿」，つまりめでたい現象であるからには，社会的にも価値がある人間としての長生きである。それには生きがいをもって長生きすること，そのための「やる気」が絶対に必要である。看護婦にプロポーズした元○さんは強い「生きる気」を持っていたと思われる。

特に，好奇心や創造の心をいつまでも持つことが，やる気につながる。年をとった時に，たとえ文化勲章を貰ったとしても，過去の栄光にあぐらをかいている者はやる気を持っているとはいえない。

年をとっても，新しい何かをやろうというクリエイティブな気持ちを持ち続けることが必要である。80，90歳になっても，100歳になっても，volition（やる気）を持って生きればいつまでたっても若い。老人ホームで恋愛してもよい。決して恥ずかしいことではない。

カナダの親○さんはも過酷な体験の連続であったが，決して後ろ向きにならなかった。彼一流の楽観主義によったのである。いつも前を向いて生き抜くこと，それに長寿のコツがあると思われる。

沖縄のことわざで，「チョウ，ククルデーイチ」，日本語訳では「人は心こそ第一」，英訳では"The heart is a most essential part in human being"である。つまり長寿には「心こそ第一」である。サムエル・ウーマンの「青春は心の持ち方である。老化は希望を失った時に始まる」。私は，皆様のsuccessful人生のために，この言葉を捧げたい。

■ 参考文献

1) 世界の長寿村，長寿であるために，医―科学と人間，日本医学会総会，第21回，122，1983．
2) 鈴木　信，森久恒，赤松隆，古見耕一，上地弘一，崎山慧二，石井寿晴：百寿者の家族歴調査における遺伝的要因に関する研究，日老医学会雑誌，25（Supple）：107，1983．
3) 鈴木　信，森久　恒，関口　進：長寿現象の遺伝的要素に関する研究．家族歴調査とHLAパターン．日本内科学会誌，73：284，1984．
4) 笹本　浩：ソビエトの長寿村，私のじゆぴりー，p.217-219，港北出版．
5) Left A.: Getting old, every one ages, but some seem to age less quickly than others. in search of clues to the phenomenon the author visits three communities where vigorous oldsters are remarkably numerous. Scient Am. 1973-Sept : 45, 1973.
6) 松崎俊久：人の寿命，老化制御，p.315-314，朝倉書店，東京，1977．
7) Mazess R.B., Forman N.H.: Longevity and age exaggeration in Vilcabamba Ecuador. J. Gergent 34 : 94, 1979.
8) 小林和正：日本人の寿命，遺伝，19：13，1965．
9) 鈴木　信：百歳の科学，新潮選書，東京（1985）．
10) 野崎宏幸，安次富郁哉，比嘉かおり，秋坂真史，鈴木　信：健常百寿者の赤血球パラメータの標準値に関する研究，日老医誌，32：7（1995：7）．
11) 大原行雄，桜田恵右ほか：老年者の末梢血における血液学的検査成績の経年変化に関する研究，日老医誌31：548-553（1994）．
12) 鈴木　信：長寿科学エンサイクロフェディア（百科事典）「老年者のADL評価」，長寿科学振興財団発刊予定，東京（1997）．
13) Katz S., Ford A.B., et al.: Studies of illness in the aged. The index of ADL : A standardized measure of biological and psychological function. JAMA 185 : 914-919, (1963).
14) Mahoney F.L., Barthel D.W.: Functional evaluation : The Barthel Index. Md. St. Med. J., 14(2) : 61,65, (1965).
15) Lawton M.P., Brody E.M.: Assessment of older people : self-mataining and instrumental activities of daily living. Gerontologist 9 : 179,186 (1969).
16) 厚生省老人保健福祉局老人福祉計画課・老人保健課：「障害老人の日常生活自立度（寝たきり度）判定基準」作成検討報告書，老人保健福祉計画作成ハンドブック，79-84（1993）．
17) 井上勝也：「100歳老人の精神状態と日常生活機能」長寿者の総合的研究報告書，69-84，老人福祉開発センター，東京（1976）．
18) Soichi Nasu 編：Aging in Japan. Japan Institute for Gerontological Research and Development, 247, 東京 (1978).

19) 野原由美子, 野崎宏幸, 鈴木 信：沖縄の在宅および施設百寿者の自立度と介助に関する研究. 老年社会科学：18(2), p.107-112, 1997.
20) 稲垣俊明, 山本俊幸ほか：老人施設における百歳老人の知的機能・日常生活動作能力の検討, 日老医雑誌, 29：849-854 (1992).
21) 本間 昭, 下仲順子ほか：100歳老人の精神・身体機能, 日老医雑誌, 29：922-930 (1992).
22) 鈴木 信, 森久 恒ほか：百寿に関する遺伝的研究(1)—長寿の遺伝素因に関する case control study—, 日老医雑誌, 22(5)：457-467 (1985).
23) Takata H. Suzuki M., et al..: Influence of major histocompatibility complex region genes on human longevity among Okinawan-Japanese Centenarians and nonagenarians. The Lancet,10 : 824-826 (1989).
24) Suzuki M., Akisaka M., et al.: Medicobiological studies on centenarians in Okinawa, determining the hereditary influence on sex hormone secretion. Recent Advances in Aging Science II, Hungary, 1501-1504 (1993).
25) Suzuki M, Akisaka M, et al.: Medicobiological studies on centenarians in Okinawa, Measuring plasma lipid peroxide, proline and plasma and intracellular tocopherol. Recent Advances in Aging Science II, Hungary, 1505-1509 (1993).
26) 内薗耕二・中根千枝・山岸俊一ほか：「長寿傑出人と語る—研究者のみた傑出人のこころとからだ」. (株)メヂカルフレンド社：p.1-316, 1994.
27) Ichiro Tsuji, C. Sauvaget, Y. Minami, A. Fukao, S. Hisamiti : Definition of Disability And Its Implication on The Estate, The Third WHO Collaborating Center Symposium on "Active (Disability Free) Life Expectancy", 20-26, 1995.
28) Colin Mathers : A Comparison of Sullivan and Multistate methods for estimating active life expentancy, The Third WHO Collaborating Center Center Symposium on "Active (Disability Free) Life Expectancy", 27-29, 1995.
29) Karen Ritchie, PhD, Jean-Marie Robine, PhD, Luc Letenneur, PhD, and Jean-Francois Dartigues, PhD.: American Journal of Public Health, "Dementia-Free Life Expectancy in France.", P232-236, 1994.
30) 厚生大臣官房老人保健福祉部長通知, 1991.
31) Chikara Ogura, Haruo Nakamoto, Takesi Uema, Kazuyoshi Yamamoto, Tokuichi Yonemori, Takesumi Yoshimura and the cosepo group : Prevalence of Senile Dementia in Okinawa, Japan,International Journal of Epidemiology, 24 (2), 373-380, 1995.
32) 沖縄県生活福祉部長寿社会対策室：沖縄県老人福祉計画, 13, 1994.
33) 厚生統計協会：1990年 市区町村別生命表, 140-141, 1993.
34) Ishii, T., Sternby, N.H.: Pathology of centenarians. I. The cardiovascular system and lungs. J. Am. Geriat. Soc., 26 (3), 108 (1978)
35) 鈴木 信：心臓の電気的・機械的老化と長寿, メディカルスコープ, 日医ニュース, 622, 10 (1987).
36) 小澤利男：循環器—心臓—. 老人科診療, 2 (4), 41 (1981).

37) 森 久恒, 鈴木 信: 左心収縮時相値・脳波伝達速度および指尖積脈波などからみた百歳老人の収縮期循環動態. Jap. Circ. J., 48 (Suppl), 162 (1985).
38) Glueck, C. J., Gartside P., et al.: Longevity syndromes : Familiar hypobeta and familiar hyperalpha lipoproteinemia. J. Lab. Clin. Med., 88, 941 (1976).
39) Abott, M. H., Murphy, E. A., et al.: The familial component in longevity, A study of offspring of nonagenarians, preliminary analysis of the completed study. Hopkins. Med. J., 134, 1 (1974).
40) 厚生の指標 国民衛生の動向, p.91, 1976.
41) 渡辺 定, 軽部修伯, 宮地利彦: 高齢者の血族の寿命 (高齢者健康調査第二回報告). 保健医学雑誌30:73, 1931.
42) 小林 賢: 最新アリル情報. MHC3(3): p.230-240, 1997.
43) 秋坂真史: Molecular genetic studies on DNA polymorphism of the HLA class II genes associated with human longevity, Tissue Antigens, Munksgaard 50 : 489-493, 1997.
44) 鈴木 信: 老化と長寿の遺伝, Tokyo Tanabe Quarterly No.36 : 38-45 (1988).
45) 園田 啓: 百歳老人の免疫学的特徴―リンパ球細胞表面マーカーの解析を中心として―, 未発表, (1998).
46) 広瀬信義: 日本の百寿者―生命の医学的究極像を探る―, アポ蛋白EとLp(a)多型性, p 165-171, 中山書店, 東京 (1997).
47) 厚生省保健医療局健康推進栄養課監修: 第四次改定日本人の栄養所要量. 8-109, 第一出版, 東京, (1989).
48) 宇和川小百合ほか: 全国の100歳老人の栄養素等摂取状況. 食品群別摂取状況について, 栄養学雑誌, 50(4): 227-235, (1992).
49) 鈴木 信: 百歳長寿者における栄養と血漿アミノ酸・脂質に関する研究, 第3回日本臨床栄養学会発表, 東京, (1982).
50) McCay C.M., Maynard L.A., et al.: Retarded growth, life span, ultimate body size and age changes in the albino rat feeding diets restricted in calories, Nutr-Rev. 33(8) : 241-243, 1975.
51) Chan, Y.C., et al.: Dietary anthropometric, hematological and biochemical assessments of the nutritional status of centenarians and elderly people in Okinawa, Japan, Journal of American college of Nutrition, (1997).
52) Chan. Y. C., M. Suzuki, et al.: Nutritional status of centenarians assessed by active and anthropometric, hematological and biochemical characteristics : J. Nutr. Sci. Vitaminol., 43, 73-81, 1997.
53) 秋坂真史, 鈴木 信: 長寿者の骨密度と日常生活動作能の関連性. 医学と生物学. 135(4): 137-139, 1997.
54) Suzuki. M, et al.: Plasma Lipid Peroxide And Tocoferol Concentration of Plasma and Red Blood Cells in Centenarians, Abstracts of The 4th ASIA / OCEANIA Regional Congress of Gerontology : 193, (1991).
55) 牟田和男, 牧 俊夫ほか: 福岡県在住の百歳老人 (Centenarian) の研究 (第一報) ―社会医学的検討成績, 日老医誌, 20 : 251-261, 1983.

56) Steiner, R.F.: Specialized Tissues, Life Chemistry, an introduction to biochemistry, 335-350, Van Nostrand Reinhold Company, London, (1968).

57) Berg. K., et al.: Population variation and genetics of plasma homocyst(e)ine level. Clin Genet 41 : 315-321, (1992).

58) Young. V.R., and Munro, H.N.: N-methylhistidine and muscle protein turnover : an overview.Fed. Proc., 37 : 2291-2300, (1978).

59) 茂手木皓晴, 狩野元成ほか：ハイドロキシプロリンに関する研究, 第2報―血清遊離ハイドロキシプロリンの臨床的意義―, 機器, 試薬, 14(1)：7-12, 1991.

60) Y. Uji, A. Karmen, et al.: Measurement of Free and Total Hydroxyproline by Automated Flow Injects of Serum of Urine Samples From Maintenance Hemodialysis Patients With Renal Osteodystrophy Analysis, 8 : 267-272, 1994.

61) Berg. K., Malinow. MR., et al.: Retarded growth, life span, ultimate body size and age changes in the albino rat feeding diets restricted in calories, Nutr.-Rev. 33 (8) : 241-243, 1975.

62) 小野浩明：年齢別血漿中総ホモシステイン, 総システインの正常参考値―含硫アミノ酸代謝の研究 その1―, 日本小児科学会雑誌：100：1：13-17, 1996.

63) Beauuchene R.E., et al.: Effect of Age of Initiation of Feed Restriction on Growth, Body Composition, and Longevity of Rats, Journal of Gerontology, 41 (1) : 13-19, (1986).

64) Hishinuma. K, et al.: Augementation of mouse immune functions by dietary restriction : an investigation upto 1 year of age, Ann-Nutr-Metab, 34 (2) : 76-84, (1990).

65) Adjei A.A., et al.: Dietary Nucleosides and Nucleotides Improve Cell-Mediated Immunity in Mice, Journal of Nutritional Immnology, 42 : 23-35, (1996).

66) 森口幸雄：寿命と環境, 長寿のあしあと, 沖縄県長寿の検証記録, 沖縄県環境保健部予防課, 若夏社（那覇）：327-342, (1995).

67) Jenkins D. J. A.: Diet, Cultural Practice and Health. 栄養, 文化活動と健康, 長寿のあしあと沖縄県長寿の検証記録, 沖縄県環境保健部予防課, 若夏社（那覇）, P311-326, (1995).

68) Adlercreutz H., et al.: Plasma concentrations of phyto-oestrogens in Japanese men, Lancet, 342 : 1209-10, (1993).

69) 荒井親雄ほか：大動脈脈派伝達速度および関連検査. 現代医療23：67 (1991).

70) 森下 健ほか：大動脈脈派速度による動脈硬化の長期個体経時推移に関する臨床疫学的研究, 動脈硬化13：515 (1985).

71) 秋坂真史, 安次富郁哉：百寿者における大動脈脈派速度と動脈硬化指数―超高齢者の動脈硬化に関する医生物学的研究. 日老医誌30：467 (1997).

72) Kogure S, et al.: Aortic pulse wave velocity in atherosclerotic disease Am J Med 85 : 739 (1988).

73) 小田修爾ほか：老年者の大動脈脈派速度に関する研究. 動脈硬化13：1231 (1970).

74) 秋坂真史ほか：超高齢者の動脈硬化に関する医生物学的研究. 日老医会誌30：467 (1993).

75) 長谷川元治：ヒト大動脈脈派速度に関する基礎的研究．慈医誌85：742 (1985).
76) Kannel WB, et al.: Serum cholesterol, lipoproteins, and the risk of coronary heart disease. Ann Intern Med 74：1 (1971).
77) Gofman JW : Lopoproteins, coronary heart disease, and atherosclerosis. Physiol rev 34：589 (1954).
78) Manninen V, et al.: Joint effects of serum triglyceride and LDL cholesterol and HDL cholesterol concentrations on coronary heart disease risk in the Helsinki heart study. Circulation 85：37 (1992).
79) 荒井親雄ほか：生前大動脈脈速度値と死後組織対比，動脈硬化12：1419 (1985).
80) 秋坂真史：気がつけば百歳―南の島の健康長寿から学ぶこと―，大修館書店，東京 (1995).
81) 厚生省原発性高脂血症調査研究班：原発性高脂血症の分類と診断基準，昭和62年度報告書.
82) Nye E.R.: The effect of pressure alteration on the pulse wave velocity. BrHeart J 26：261 (1964).
83) 石井寿晴：老化の病理―発がん機制と関連して，免疫と疾患4：453 (1982).
84) 牧　俊夫ほか：福岡県下在住の百歳老人 (Centenarian) の研究 (第2報) ―血液生化学および内分泌学的検討成績―．日老誌24(4)：335-343 (1987).
85) Wilson, J.D.a.R.Glyona : The intranuclear matabolism of testosterone in the accessory organs of reproduction. Recent Progr. Hormone Res. 26：309 (1970).
86) 井林　博ほか：老化とホルモン．日老誌11(3)：138-146 (1974).
87) 臨床検査法提要―2．血中の甲状腺ホルモン，サイロキシン結合グロブリン，サイログロブリン，1．血中サイロキシンT4とトリヨードサイロニンT3―：金井泉，金井正光，金原秀雄，金原出版株式会社，東京，p.599-601, (1983).
88) Mariotti-S, Barbesino-G, Caturegli-P, Bartalena-L, Sansoni-P, Fangnoni-F, Monti-D, Fagioli-U, Franceschi-C, Pinchera-A ; Complex alteration of thyroid function in healthy Centenarian, J-Clin-Endocrinol-Metab. 77(5) : 1130-4, 1993.
89) Sawin-CT, Castelli-WP, Hershman-JM, McNamara-P, Bacharach-P ; the aging thyroid. Thyroid deficiency in the Framingham Study, Arch-Intern-Med. 145(8) : 1386-8, 1985.
90) 加藤堅一ほか：男子下垂体―性腺系機能，日老医会誌21：219 (1984).
91) 本村賢二，大沢伸昭：日本老年学会：5-55, 1968.
92) 牟田和男ほか：老化と内分泌腺 (第11報) 老年者視床下部―下垂体―性腺機能の推移変動について．日本分泌会誌56：534 (1981).
93) 牟田和男ほか：下垂体前葉ホルモン分泌調整における Dopamine 作動性機構の加齢に伴う変動(1) Dopamine に対する反応性変動．日老誌23(3)：264-270 (1986).

さくいん

あ

アイソフラボン …………………213
足テビチ ……………………149, 216
アポEのアイソフォーム ………130
アポタンパク ……………………129
アポタンパクE …………………130
アミロイドの沈着 ………………95
アリール（対立形質遺伝子）……118
アルツハイマー型痴呆 …………130
アルツハイマー病 ………………81
生きがい ……………………49, 217
生きる意欲 ………………………92
意志表示 …………………………63
イソフラボン ……………………159
一卵性双生児 ……………………128
医療圏 ……………………………13
因子型（ジェノタイプ）…………123
飲酒 ………………………………28
インセンティブ …………………220
ウェルナー症候群 ………………96
ウムイ ……………………………218
運動性失語症 ……………………45
栄養摂取状況 ……………………133
栄養摂取量 ………………………133
エストラジオール ………………204
エネルギー摂取量 ………………136
塩基配列 …………………………118
塩分摂取 …………………………214
黄体化ホルモン …………………190
沖縄県人の大動脈脈波速度 ……177
沖縄の戸籍 ………………………11
沖縄パラドックス ………………161
沖縄料理 …………………………157
オクタジェナリアン ……………2

か

カイロマイクロン ………………165
会話理解 …………………………63
書とどめ方式 ……………………133
かくしゃく百寿者 ………………208
確率 ………………………………2
家系図 ……………………………105
過酸化LDLリポタンパク ………178
過酸化脂質 …………95, 145, 178, 203, 214
カジマヤー ……………………3, 12
家族性高αリポタンパク血症 …96
家族性高脂血症 …………………128
家族性低βリポタンパク血症 …96
家族歴調査 ………………………97
活性酸素（フリーラジカル）……178
活動性生存率 ………………83, 86, 89, 91
活動性平均余命 …………………80
活動性余命 ………………………80
家督引継 …………………………26
カルシウム摂取 …………………141
加齢 ………………………………93
感謝 ………………………………54
乾性のラ音 ………………………40
関節拘縮 …………………………46
肝臓機能 …………………………43
冠動脈疾患 ………………………36
ガン罹患 …………………………35
既往疾患 …………………………35
基準摂取量 ………………………134
喫煙 ………………………………27
90歳以上達成者数／65歳以上達成者
　数比 ……………………………111
90歳以上／65歳以下比 …………112
90歳以上／65歳以上比 …………111
90歳代老人 ………………………2
90歳達成率 ………………………108

90歳達成率／若死率	109	サプレッサーT細胞	126
兄弟姉妹の平均寿命	105	サポニン	158
協力依頼	34	傘寿	2
虚弱百歳老人	47	3メチールヒスチジン	154
キラー細胞	116, 126	シスチン	151
起立能力	61	施設収容者率	65
ククルルデーイチ	218, 221	施設百寿者	5, 64
グライシン	128	自然老化	92, 94
クラスI拘束性	126	失語症	45
グルコジェニックアミノ酸	150	湿性のラ音	40
クレアチニン	42	脂肪摂取	141
結婚回数	189	姉妹	102
結婚適齢期	7	社会活動	55
傑出長寿	78	社会死	218
傑出百寿	55	百寿者人口	77
血漿アルブミン	148	若死率（65歳以下死亡）	112
ケトジエニックアミノ酸	150	若年死率	108
更衣	61	重複婚	26
高血圧	186	収容所生活	21
高血圧症	36	出身	30
高脂質血症	167	趣味	51
甲状腺ホルモン	194	寿命	93
抗体	116	寿命時計	128
行動範囲	62	主要組織適合性（遺伝子）複合体クラスII	116
コーカサス	10	主要組織適合性（遺伝子）複合体	118
五感	63	主要組織適合性複合体のクラスII分子	116
黒糖汁	143	主要組織適合性領域（MHC）遺伝子複合体クラスII	119
戸籍制度	11	主要組織適合性領域（MHC）遺伝子複合体クラスIIの拘束性	126
骨塩量	142	障害	79
骨粗鬆症	215	障害のない長命者	78
子供数	189	食事摂取	60
ゴーヤー	158	自立長命者	78
ゴーヤーチャンプルー	149, 210	自立余命	81
コラーゲン	154	視力	63, 74

さ

最高寿命	93	心エコー断層図	183
在宅者	5	腎機能障害	43
財布の紐	26	心筋梗塞	36, 186
サーカディアンリズム（日内リズム）	198		
サーダカ生まれ	30		

診査手順	34
心臓の雑音	182
心臓弁膜症	36, 182
身体的 ADL	61, 69
心電図	186
心電図所見	94
心拍数	179
新皮質	199
ストレス	216
成功長寿者	78
性腺刺激ホルモン	190, 200
生存率	8
成長ホルモン (HGH)	204
性ホルモン系	199
石灰化	184
赤血球数	37
摂取カロリー	134
セプチュアジェナリアン	2
センテナリアン	1
相互扶助	31
総コレステロール	147, 162
総タンパク	148
早老症候群	96
側鎖アミノ酸	151
卒寿	2

た

体脂肪	96
体重	36, 136
大動脈波速度	170
大動脈波速度と動脈硬化指数その相関	172
体内時計	198, 208
大脳辺縁系	199
大便の排泄処理	60
対立形質（アリール）	124
多形性	118
断煙者	27
男女比	7, 8
男性ホルモン	192
タンパク質の摂取量	140
単麻痺	45
地域医療計画	13
知的 ADL	73
痴呆	132
痴呆性老人	77, 81
痴呆性老人数	83
痴呆性老人の判定基準	83
中性脂肪	129, 148
超高齢達成率／若死率	109
長寿	220
長寿エリート	122
長寿家系	112
長寿／若死比	109
長寿者率	128
長寿症候群	96
長寿食	157
長寿地域	10, 78
長寿の秘訣	53
長寿村	77
長命村	13
調理法	149
聴力	63, 74
チョーミー	78, 220
テストステロン	204, 205
鉄の摂取量	143
デヒドロエピアンドロステロン (DHEA)	202
テロメーア (teromeres)	129
天寿	208
トゥシビー	3
糖尿病	36
動脈硬化	132
動脈硬化指数	163
トーカチ	3, 12
ドコサヘキサエン酸	158
トコフェロール	145
トシビー	12
ドーパミン	204

な

内部環境の恒常性	48

70歳対照群の動脈硬化指数	168
70歳代老人	2
日常活動能力	57
入浴	62
認知機能	131
認知能力	62
ヌチガフー	49
ネガティブフィードバック	200
ネステッドコホート研究	85
寝たきり	61
寝たきり度判定基準	81
寝たきり老人	77, 81
寝たきり老人数	83
脳下垂体	199
脳下垂体-副腎系	199
脳血管障害	36
脳卒中	36
ノナジェナリアン	2

は

肺水腫	40
ハイドロキシプローリン	128
ハイドロキシプロリン	152, 154
排尿	61
白寿	1
80歳以上達成者数／65歳以上達成者数比	111
80歳以上／65歳以下比	112
80歳以上／65歳以上比	111
80歳達成率	107, 112
80歳老人	2
発音障害	45
発語	45
ハプロタイプ	125
ビタミンA	144
ビタミンB_1	144
ビタミンB_2	144
ビタミンC	144
ビタミンE血中濃度	145
ビタミン摂取量	144
必須アミノ酸	150
人の感覚	63
非必須アミノ酸	150
ヒ孫	18
曾孫	18
百歳現役	27
百寿	1
百寿家系の死亡原因	99
百寿者海外移住	21
百寿者の学歴	23
百寿者の兄弟姉妹数	101
百寿者の結婚回数	25
百寿者の子供の数	104
百寿者の三大死因	41, 100
百寿者の職業	24
百寿者の身長	36
百寿者の体格	36, 136
百寿者の楽しみ	51
百寿者両親や同胞の死亡年齢	98
百寿の親子	102
百寿者の同居家族数	18
表現型（フェノタイプ）	123
病的老化	92, 94
ビルカバンバ	10
貧血	143
ファイトエストロジェン	159
フィードバック	199
フィードバック機能	201
夫婦	102
副腎	199
不元気生存	87
不元気老人	47
浮腫	41
不明遺伝子（ブランク）	123
フリーラジカル	94
不老長寿	207
プロジェリア症候群	96
プローリン	128
プロリン	151
プロリン値	213
平均寿命	3, 93, 105, 112
平均寿命達成率	105, 112

平均余命	77
ヘテロ	119, 123
ペプチド	150
ヘモグロビン	37
ヘルパーT細胞	116, 118, 126
ホメオスターシス	48, 207
ホメオスターシスの恒常性	199
ホモ	119, 123
ホモシステイン	155

ま

マクロファージ	115
脈拍数	179
脈波伝達速度	163

や

やしゃ子	18
玄孫	18
ヤンバル地域	21
ユイマール	217
遊離アミノ酸	150
ゆし豆腐	159

ら

卵胞刺激ホルモン	190
卵胞ホルモン	190
リハビリ	80
離別年齢	26
リポタンパク	129
リポフスチン	203
リンパ球	115
リンパ球抗原 (HLA)	119
リンフォカイン	121
レセプター	116
レム睡眠期	198
老化	93
老化度	201
老化の制御	129
老人肺	40
65歳以下死亡率	108

欧文

ADL	57, 196
ADL 総計値の推移	67
ADL との関連性	138
ADL 年代変化	64
ADL 表	58
apotosis	92
Barthel index	57
based ADL (BADL)	58
BMI	37
B細胞	115
CD11a	128
CD3	125
CD3 (+) 8 (+) 細胞	126
CD4	126
CD4/8	126
CD8	126
CD8 (+) 11a (+) 細胞	126
CDマーカー	125
Communication ADL (CADL)	58
DHEA (デヒドロエピアンドロステロン)	193
disability	57, 78, 79
disability-free	56
disability-free rate	78
disability free rate	87, 89
DR1	119, 121, 123
DR9	119, 121, 123
DRB1-0901	125
DRB1-1401	124
DR 遺伝子	119
DR 遺伝子アリール (対立形質)	123
E／N	151
frail	5, 56
Fredrickson の表現型 (フェノタイプ)	167
free living	5, 17
Friedwald の計算式	162
FSH	122
Gore の計算式	163

handicap	57
HDL コレステロール	147, 162, 176
HDL リポタンパク	130
HLA	121
HLA-DR パターン	75
HLA タイピング	119
HTLV-I ウイルス	44
independent	78
instrumental ADL (IADL)	58
Katz index	57
LCAT (レシチン, アシルトランスフェラーゼ)	166
LDL コレステロール	96, 148, 162
LDL リポタンパク	130
LDL レセプター遺伝子	128
LFA1	128
LH	122, 201, 205
LP (a)	132
LP (a) の亜型	132
LPL (リポタンパクリパーゼ)	129, 165
NK 細胞 (自然キラー細胞)	126
PRL	204
R80	111, 112
R90	111, 112
SOD	147
SOD (スーパーオキサイド・ディスムターゼ)	94
successful	78
Sullivan 法	80
TSH (甲状腺刺激ホルモン)	194
T 細胞	115
T (テストステロン)	201
volition (やる気)	219
Wellness	217
wellness	55, 92
ω6多価不飽和脂肪酸	203

[著者紹介]

鈴木 信（すずき まこと）
1933年東京都に生まれる。
1958年慶應義塾大学医学部卒業
慶應義塾大学医学部助手，厚生技官医療職（国立東京第二病院）を経て，1976年琉球大学保健学部付属病院助教授に就任。1983年教授に昇任。琉球大学附属病院地域医療部長，琉球大学医学部地域医療研究センター長，琉球大学医学部附属沖縄・アジア医学研究センターを経て1999年定年退官。
現在，沖縄長寿科学研究センター長。
　　琉球大学名誉教授，医学博士
主な著書，『百歳の科学』（新潮社），『日本の百寿者―生命の医学的究極像を探る』（中山書店），『初心者のための循環器機能検査の実際』（新興医学出版社），『臨床心電図のすべて』（共著，ライフ・サイエンス・センター），『医療科学，Ⅰ医療概論，Ⅱ社会と医療』（共著，医学書院）他

データでみる百歳の科学
© Makoto Suzuki, 2000

初版発行────2000年2月1日

著者────鈴木　信
発行者────鈴木荘夫
発行所────株式会社大修館書店
　　　　　〒101-8466 東京都千代田区神田錦町3-24
　　　　　電話 03-3295-6231（販売部）　03-3294-2358（編集部）
　　　　　振替 00190-7-40504
　　　　　[出版情報] http://www.taishukan.co.jp

装丁者────下田浩一
印刷所────厚徳社
製本所────関山製本社

ISBN4-469-26431-8　　Printed in Japan
Ⓡ本書の全部または一部を無断で複写複製（コピー）することは，著作権法上での例外を除き禁じられています。